体温を1℃!上げなさい

株式会社ホットアルバム
炭酸泉タブレット 代表取締役
小星重治［著］

医学博士
純真学園大学客員教授
飯沼一茂［監修］

「重炭酸温浴法」で免疫力を高めて万病を防ぐ!

自由国民社

がん、心臓病、糖尿病、うつ、認知症、アトピー あらゆる病気の原因は「低血流・低体温」にあった！

日本人の死因第一位のがんをはじめ、心臓病や糖尿病、うつ、認知症、さらにアトピーなどのアレルギー疾患……、現代人を悩ませるこれらの厄介な難病の根本原因は、実はすべて同じということをご存知でしょうか。

日々のストレスで交感神経が緊張すると、全身の血流が滞って体温が下がります。すると、私たちの身体には免疫異常が起こり、それが万病につながるのです。

「すべての病気は、低血流と低体温による免疫低下から」

というのは、世界的な免疫学の権威でもあった元新潟大学名誉教授の故・安保徹（あぼ とおる）先生が主張された理論です。

「低血流とか低体温とか、いきなりいわれてもピンと来ない……」

という方もいると思いますが、簡単にいうと温かい血液を身体のすみずみまで十分に届けられない状態――つまり**低血流・低体温とは、いわゆる「冷え性」のこと**です。

日本には冷え性に悩む人が非常に多く、一種の「国民病」ともいわれています。

試しに、Ｇｏｏｇｌｅで「冷え性」と検索してみてください。

１６００万件ほどヒットしませんか？

いかに冷え性に悩まされている人が多いかが分かりますよね。

しかし、欧米では日本語の冷え性にずばり相当する言葉がありません。

そもそも、冷え性についての研究論文も、日本にしかないのです。

なぜなら、欧米人の体温は日本人より高めで、西洋医学では冷え性はめったにないものと思われているからです。

けれど、**東洋医学では、「冷えは万病の元」ともいわれ、病気の一歩手前の「未病《みびょう》」と**

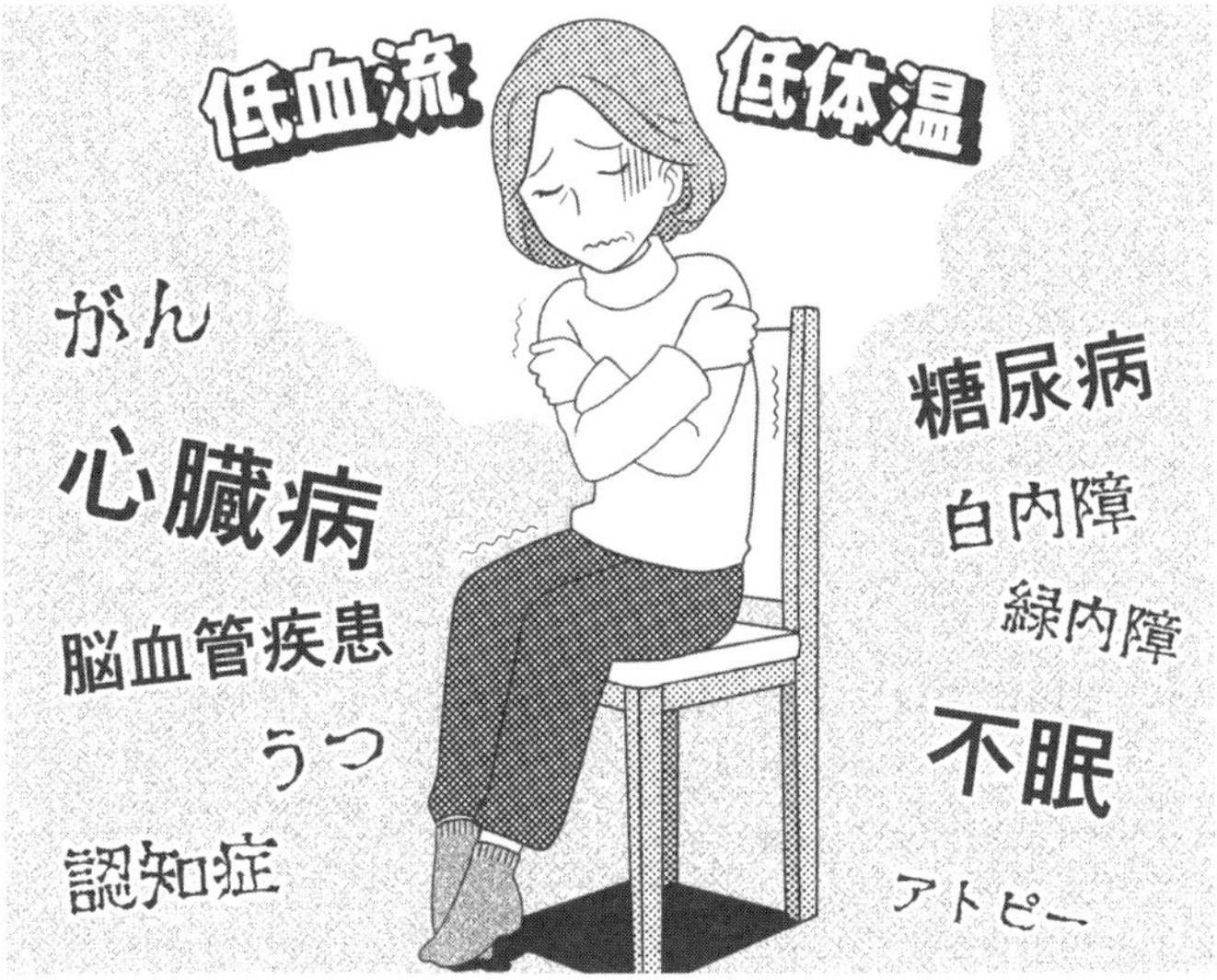

考えられています。

未病というのは、病気になる手前の段階で、何らかの手を打てば病気になるのを未然に防げる状態です。

「じゃあ、未病に効く薬を飲めばいいのでは？」

と思われるかもしれませんが、**未病は単純に薬で治せるわけではありません。**

冷え性の場合も、根本原因である低血流・低体温は薬では治せません。

むしろ薬が身体にストレスとなって、血流が悪くなる可能性があります。

もし冷え性をそのまま放置してしまえ

ば、未病から本格的な病気を発症して、難病にまで進んでしまうリスクが高まります。

安保徹先生は、東洋医学の冷え性の概念を、西洋医学の科学的手法で解き明かし、体温をアップして自分の体調をコントロールする力を〝体温免疫力〟と命名しました。

私は安保先生がご存命だった２００９年から体温と免疫力の関係について教えをいただき、講演を一緒に行うなど活動を共にしてきました。

当時私が勤務していた八王子の実験室にも安保先生がしばしば訪れ、入浴の臨床試験や血液分析をお願いし、研究論文（Traditional Japanese Style Bathing May Contribute to Good Health and Longevity／Health 8,756-763,2016）も共同で発表しました。

本書は、そうした確かな研究データや科学的根拠に基づいた〝安保理論〟がベースになっています。

安保徹理論では、「体温は36度以上が望ましい」です。

もしあなたの平熱が36度に届かなければ、生き方を見直しましょう。

ちなみに、がんと体温にも高い相関関係があります。

「がんはストレスによって自律神経が乱れ、血流が低下し、低体温が長期化したときに発症する」

――安保先生はそのようにもおっしゃっていました。

今は2人に1人ががんになるといわれる時代です。

がんを防ぐには、体温を上げ、冷えを解消することが不可欠です。

がんだけでなく、心臓病や脳血管疾患などの循環器系の疾患や糖尿病なども、自律神経の乱れからくる低血流・低体温が一因と考えられます。

さらに、白内障や緑内障、不眠やうつ、認知症にも、頭部への低血流が関係しています。

また、アトピーなどのアレルギー疾患にも、低血流が関与しています。

低血流・低体温は、身体を「病気の総合デパート」にしてしまう元凶なのです。

ウイルス感染の予防にも〝体温免疫力〟

人には高度な免疫システムが備わっていて、常に外界から侵入する細菌やウイルスと戦っています。**ほとんど風邪をひかない人は〝体温免疫力が高い人〟**で、喉がちょっと痛くなる程度で重症化しません。

なぜなら、喉や鼻の粘膜免疫のＩｇＡ抗体が細菌やウイルスと結合し、ＮＫ（ナチュラルキラー）細胞が攻撃しやすい状態を作ってウイルスを撃退するからです。この時、**IgAとNK細胞が充分に働くには体温が36・5度以上必要だと言われています。**

しかし、低体温の人はこの前哨戦に負けてしまいます。すると、38度以上の熱を出して本格的なキラーT細胞などの出撃を仰ぎ、何日も戦わなければならなくなります。

その結果、低体温で免疫力の低い高齢者や基礎疾患のある方は重症化し、最悪の場合は死に至ることもあります。がんと同じく、ウイルスなどにも〝体温免疫力〟が非常に重要なのです。（詳しくは第2章・第3章で解説）

美容や健康のために愛用しているアイテムが冷えの原因になっている可能性も

「健康のために、サプリメントは欠かさない」

「アンチエイジングのために、化粧品やヘアケアアイテムにはこだわりたい」

昨今は健康や美容に関する情報がテレビやインターネット上にあふれており、そうしたことに意識が高い人が増えています。


不摂生しているより、健康や美容に気を遣うのはよいことだと思います。

しかし、どんなに高価なサプリメントを飲んだり、高級なスキンケアアイテムを肌に塗り込んでも、血流が悪くて体温が低ければ、効果は期待できません。

なぜなら、体温が36度以下の**低体温**では、ヒアルロン酸やコラーゲンなどの**美容成分を皮下で合成して産生**できないからです。

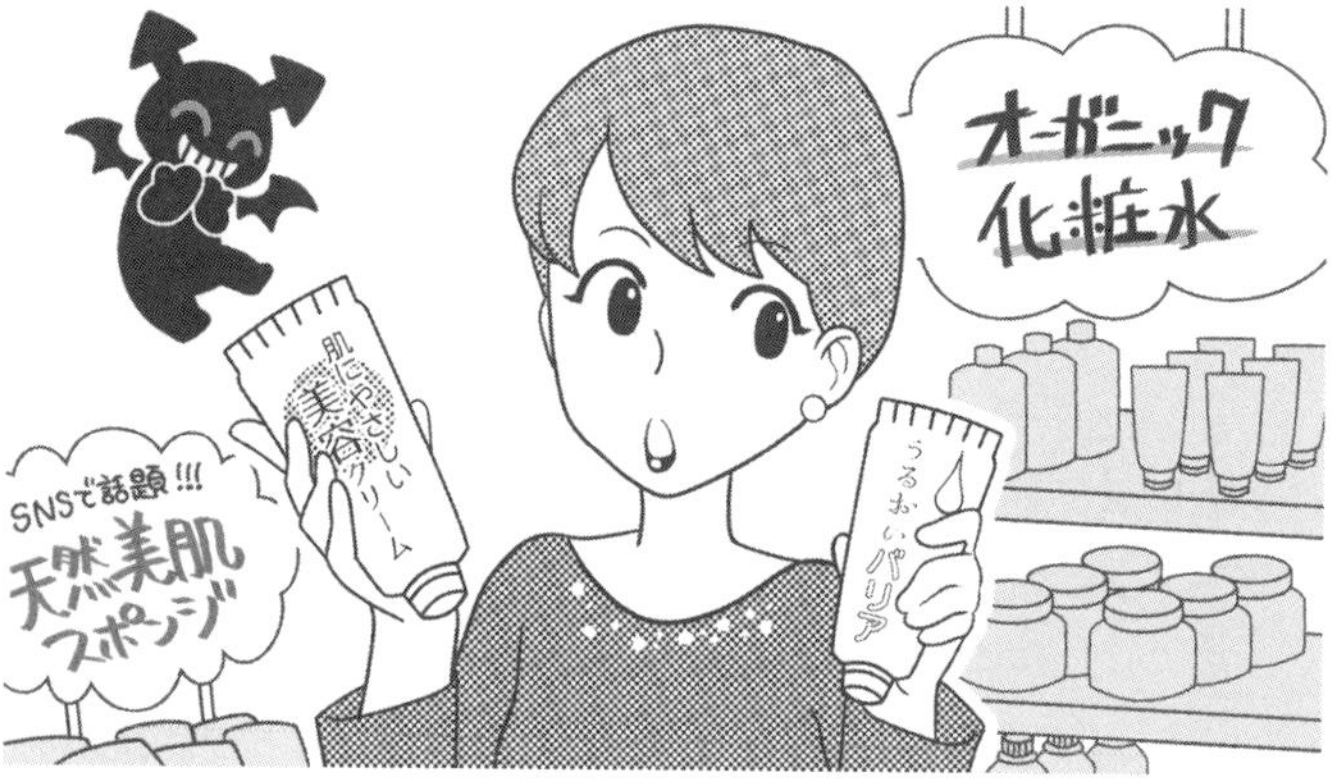

特に気をつけなければいけないのは、「健康や美容のためによかれ」と思って毎日使っているものに含まれている化学物質です。
それらが逆に肌荒れや肌の老化を促す原因になっていることもあるからです。

例えば、いい香りのする液体石けんやシャンプー、トリートメント、歯磨き粉などにも、多くの化学物質や殺菌剤が含まれています。
たとえ「自然派○○」と書かれていても、自然派＝非化学物質ではありません。
消臭スプレーや汗拭きシート、虫よけスプレーなどにも、さまざまな化学物質が含まれています。

普段、お使いになっている愛用品の容器や袋に記載されている「成分」をよく見てください。

びっくりするほどいろいろな化学物質の名前が羅列されていませんか？

厚生労働省の認可が下りたものならどれも安全と思われるかもしれませんが、実はそうともいえないのです。

すべての化学物質は、肌に触れれば体内に少しずつ吸収されます。

これを「経皮吸収」といいます。

「液体石けんで手を洗ったり、シャンプーで髪を洗ったりしたぐらいで、化学成分がスポンジみたいに簡単に体内に入るはずがない」と思う方もいるでしょう。

確かに、私たちの肌の表面の角質には、身体によくないものが入るのを防ぐ天然の「バリア機能」が備わっています。

例えば、私たちが普段使っている水道水にも残留塩素などの有害な化学物質が含まれていますが、水道水で手や顔を洗っても、残留塩素が体内に吸収されないように天然の角質バリアがしっかり防いでくれています。

しかし、それは角質バリアが壊れていない健康な肌の場合です。

日常的に殺菌剤などの化学物質を含む液体石けんやシャンプーで体や髪を洗っていると、角質バリアがどんどん破壊されてしまいます。

すると、**化学物質が肌から吸収され、皮下脂肪に少しずつ蓄積されていきます。**

口から入った化学物質は肝臓や腎臓である程度解毒されますが、肌には解毒機能がないので、たとえ微量でも体内にどんどん溜まってしまいます。

それが一定濃度以上になると、**身体に悪影響を及ぼす「経《けい》皮《ひ》毒《どく》」**となり、**コルチゾールなどのストレスホルモンを分泌させます。**すると、交感神経が刺激され、血管は収縮します。

その結果、血流が低下して、冷えの原因になるのです。

加齢とともにどんどん冷えやすくなる

「若いときは暑がりだったのに、今は夏でも身体が冷えてしまう」
「昔は汗っかきだったけど、今じゃ手足が冷たくて夜もなかなか寝付けない」
こうしたお悩みを抱えている人も多いのではないでしょうか?

身体が冷えると寝つきが悪くなったり、頻尿などに悩まされたりして、睡眠の質が悪化します。

血行不良によって疲れやすくなり、免疫力が下がれば、あらゆる病気のリスクが高まります。

美容の面でも、血流が滞ると酸素や栄養が肌のすみずみにまで届かないので、シミ、シワ、たるみ、抜け毛が増え、見た目もどっと老け込んでしまいます。

40~50代になると「更年期障害」に悩まされる女性が増えますが、これも血流障害が一因となっています。

閉経後に女性ホルモンのエストロゲンが減少することで、交感神経が優位になり、血流が悪くなって、冷えや四十肩、五十肩、めまい、貧血、動悸、便秘、肌荒れなど、さまざまな不調があらわれてくるのです。

加齢と共に筋肉が衰えると、代謝も低下して、それによっても血流が悪くなります。

いくつになっても衰えた血流を復活させられる！

いろいろと脅かすようなことばかりお話ししてしまいましたが、私は決して読者のみなさんを怖がらせたいわけではありません。

ひとりでも多くの方々の不調を改善するお手伝いがしたいと願い、本書を執筆したのです。

本書でご紹介する**新ずぼら健康入浴スタイル「重炭酸温浴法」**をいますぐ実行してみてください。

そうすれば、いくつになっても毛細血管を蘇らせて血流をアップし、体温を上げ、免疲力を高めることが可能です。

「高齢だから仕方がない」とあきらめる必要はないのです。

ほかでもない私自身も、還暦を過ぎてから62歳で会社を興し、66歳の時に重炭酸を用いた新しい入浴剤を開発しました。

その開発を通して、化学合成洗剤やシャンプーなどを使わず、自然洗浄で血流や体温をムリなく上げる新ずぼら健康入浴スタイル「重炭酸温浴法」を見出しました。

そのおかげで、現在は70代半ばにして、36度8分以上の理想的な平熱をキープしており、ここ十年来、風邪ひとつひいたことがありません。

かつては胃腸薬が手放せなかったのですが、今は薬もまったく必要なし。高かった血圧も110まで下がり、歯科検診に行く以外、医療機関のお世話になることもありません。

夜も布団に入れば3秒でストンと寝入って、朝までぐっすり熟睡します。

3つの会社の経営に休みなく奔走していますが、不調や疲労ひとつ感じない健康を手に入れています。

これもひとえに、新ずぼら健康入浴スタイル「重炭酸温浴法」を欠かさず実践しているおかげだと確信しています。

血流＆体温アップの決め手はノーベル生理学・医学賞博士の発見「NO《エヌオー》」にあった！

「ひどかった冷え性が改善した」
「よく眠れるようになって、寝起きもすっきり」
「肌や髪がツヤツヤして若返ったといわれる」
「いつの間にか五十肩が治った」
「わきのにおいや加齢臭が気にならなくなった」
「アトピーのかゆみが改善してきた」
「高血圧だったけど正常値に戻ってきた」
「なんだか心までホッと温かくて幸せを感じる」

「下肢静脈瘤も、切らずにすんだ」

本書でご紹介する新ずぼら健康入浴スタイル「重炭酸温浴法」を実践することで、このようにさまざまな〝不思議体験〟をされるはずです。

「お風呂に入るだけで、そんなに都合のいいことばかり起きるわけがない！」

と思われるかもしれませんが、科学的に見れば、不思議でもなんでもありません。血流がアップして体温が高くなると、細胞や臓器の修復が早まるので、今まで何をやってもよくならなかった不調が必然的に解決していくからです。

ひょっとすると、長年あなたを悩ませてきた〝謎の不調〟の数々も、血流を促し、体温をたった1度上げることができれば、あっけなく解決するかもしれません。

そんな魔法のような解決法のカギを握っているのは、血管を拡張して血流を促してくれる「NO《エヌオー》（一酸化窒素）」という血管拡張ホルモンです。

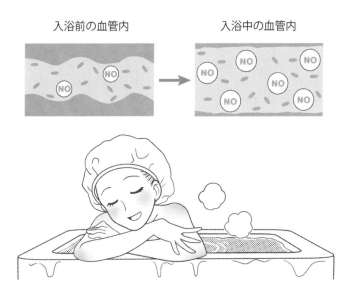

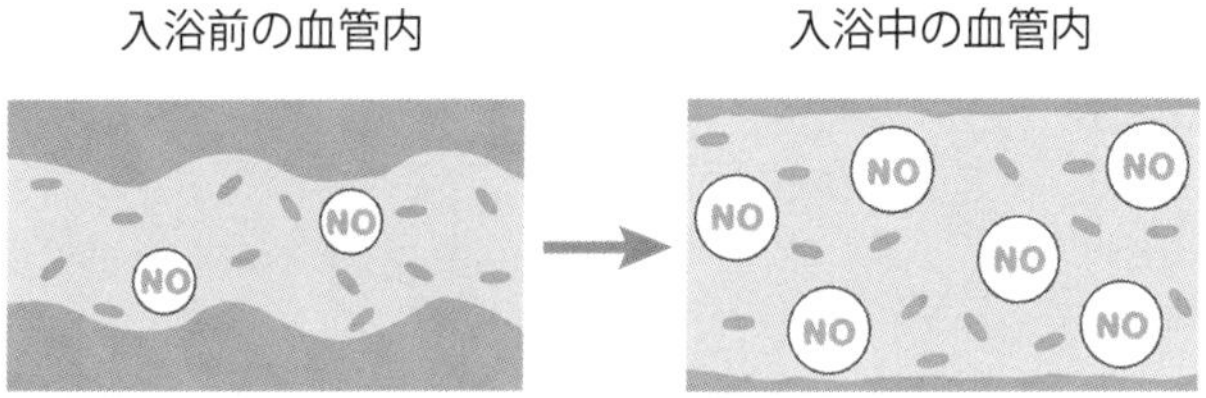

これを発見したのは、１９９８年にノーベル生理学・医学賞を受賞したアメリカの薬理学者ルイ・イグナロ博士です。

恋をしたり、楽しく食事をしたり、ぐっすり気持ちよく眠れたとき、私たちの血管の内壁に、この血管拡張ホルモン「Ｎ《エヌ》Ｏ《オー》」が発生し血流がアップします。

「重炭酸温浴法」なら、お風呂に気持ちよくつかっているだけで、この血行促進と血管拡張を促すホルモン「ＮＯ《エヌオー》」を分泌させることができます。

まさに、「ずぼらしながら健康になれる」画期的な入浴方法なのです。

本書では、まず第1章では「なぜ日本人に冷え性が多いのか？」という真の原因を明らかにします。

第2章では「なぜ血流が低下すると病気になるのか？」というメカニズムについて、第3章で「体温を1度上げるだけで得られる驚くべき健康効果」について解説します。

そして第4章では、本題であるお風呂に入るだけで血流をアップできる新ずぼら健康入浴スタイル「重炭酸温浴法」の具体的な方法をご紹介し、第5章で私がこの画期的な入浴法を見出した開発秘話をお話しします。

本書によって、ひとりでも多くのみなさんが、悩ましい身体の不調や難病から解放され、いくつになっても輝きを失わない「ピンピンキラリ」的な人生を謳歌されることを心から願っています。

小星　重治

Contents

第1章 身近な生活習慣に潜んでいる冷えの原因とは？

第2章 なぜ血流が低下すると病気になるの？

第3章　体温を1度上げるだけで、あらゆる不調が改善！

Contents

第5章 「ピンピンキラリ」な一生を謳歌しよう

出版プロデュース　天才工場 吉田 浩
編　集　協　力　潮凪 洋介
嚮田 早月
出雲 安見子
本文デザイン・DTP　小山 弘子
イ　ラ　ス　ト　松野 実

第1章

身近な生活習慣に潜んでいる
冷えの原因とは？

あなたの身体は知らないうちに冷えている！

「冬は手足が冷えて靴下をはかないと眠れない……」
「夏でも冷房の中にずっといると冷えてツラい……」
「冷えるとすぐお腹を壊すし、トイレも近くなるから大変……」
現代人には、こうしたさまざまな「冷え」の症状に悩まされる人が大勢います。

「冷えは万病の元」――昔からそういわれるように、身体の冷えはさまざまな不調を引き起こす元凶となります。

冷え性は女性特有の症状なのでは？　と誤解されがちですが、冷え性は女性に限った症状ではありません。

「自分は冷え性というほどじゃない」と思っていても、実は知らないうちにだんだん低体温になり、いわゆる「隠れ冷え性」になっている人が老若男女問わずいます。

「冷え度」チェックテスト

実際にあなたの身体がどのくらい冷えているか、以下のチェックテストで分かります。A～Kの項目の中で、自分に当てはまるものにチェックを入れてください。

□A　慢性的な肩こりや腰痛がある
□B　手足の先に触れるといつも冷たい
□C　シャンプーは欠かさないが、入浴はシャワーだけ
□D　エアコンの効いた室内に長時間いることが多い
□E　生活が不規則になりがち
□F　冷たい飲みものや食べものが好き
□G　運動はほとんどしない
□H　平熱が36度未満
□I　あまり食べないのに太りやすい
□J　最近、つまずきやすくなった
□K　下痢しやすい

冷え度診断

【A～Fの項目に４つ以上チェックが付いた人】

ストレスによる自律神経の乱れが原因で、血流が低下する「ストレス冷え」タイプです。ストレス社会の現代では、働き盛りの世代に多く見られます。

【G～Kの項目に４つ以上チェックが付いた人】

加齢にともなって、熱エネルギーを発生させる筋肉量が減ったり、基礎代謝が落ちていることによる「加齢冷え」タイプです。シニア世代に多く見られます。

テストの結果はいかがでしたか？　両方のタイプに当てはまったという方もいらっしゃるかもしれませんね。チェックの数が多くなるほど、冷えの程度は深刻になりますが、4つ以下だからといって安心は禁物です。

「ストレス冷え」になる理由は、自律神経の交感神経が緊張し、血管が収縮、血流を悪化させてしまうからです。

それによって体温が下がれば、身体が冷えるだけでなく、免疫力も低下します。

免疫力が落ちれば、インフルエンザのような感染症はもちろん、さまざまな病を発症しやすくなり、がんなどの重い病を引き起こす可能性があります。

「たかがストレス、たかが冷え性」などと軽く見過ごすわけにはいかないのです。

「加齢冷え」は、年齢を重ねれば誰にも起こりえます。

どんなに健康な人でも、加齢にともなって自律神経は右肩下がりに衰えていきます。

それによって血流も衰え、末端まで血液が巡らなくなります。

30代以降の毛細血管の割合の変化

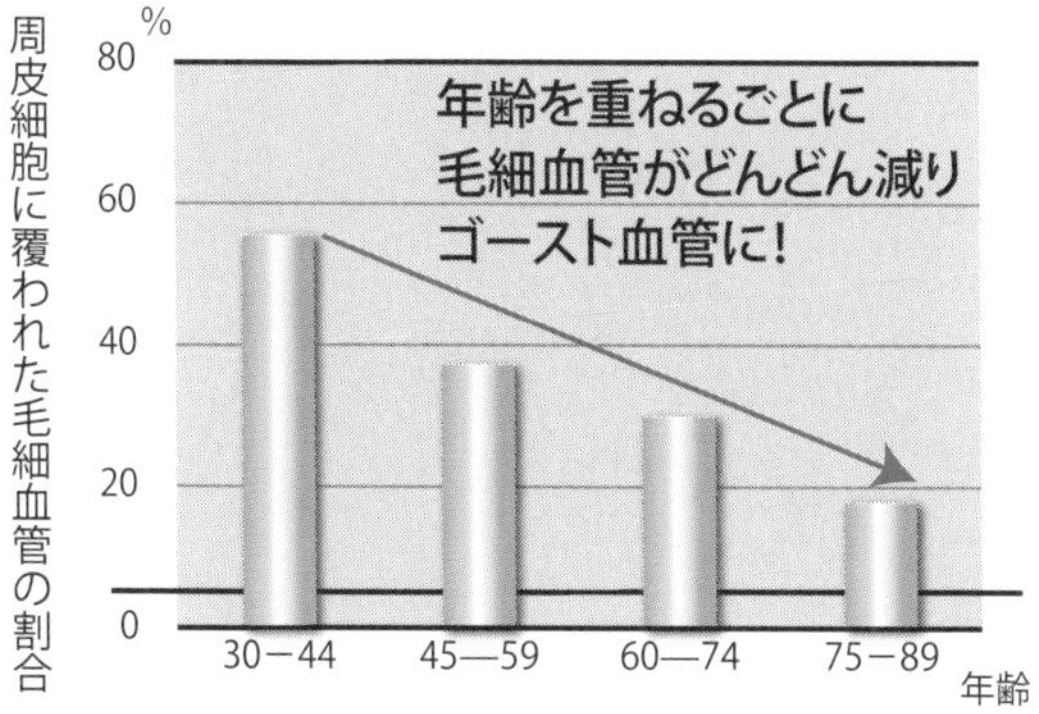

正常な毛細血管は、周皮細胞に覆われている。しかし、年齢を重ねるごとに新陳代謝しない細胞が増えていき、毛細血管は減少し始める。周皮細胞がはがれてしまった毛細血管は、次第に退化してゴースト血管になってしまう。

20代と70代の毛細血管を比較すると、約４割もの毛細血管が幽霊のように消える「ゴースト血管」になって機能しなくなるという実験データもあります。

私たちは生きている以上、ストレスも加齢も避けられませんから、どうしても身体が冷えてしまいがちです。

しかし、「高齢だから仕方がない」と放置していると、冷え性から重い病につながって健康を損なってしまう危険性が高まります。

それを防ぐためには、冷えを予防する生活習慣を取り入れる必要があります。

欧米人は平熱が37度もあるって本当?!

「こんなに肌寒いのに、なぜノースリーブや短パンで平気なんだろう?!」「冬でも革のジャケットの下に半袖を着ているなんて信じられない!」

訪日外国人や、海外で目にする欧米人を見て、妙に薄着だな……と思ったことはありませんか?

その理由は、体温の違いにあります。

一般に、**欧米人の平均体温は37度前後で、日本人の平均体温より1度近く高い**といわれています。

「37度って、微熱なのでは?」と思われるかもしれませんが、欧米人にとってはごく当たり前の平熱なのです。

だから、欧米には冷え性という概念も、冷え性に関する論文もないのです。

平熱が37度もあれば、冷えを感じるはずがありません。

一説では、欧米人の体温が高い理由は、欧米人は日本人より遺伝的に赤血球の濃度が濃く、蓄熱量が高いからではないかともいわれています。


しかし、安保徹先生と共同研究する中で別の理由があることに気づきました。

実は、**60年以上前の日本人は欧米人並みに平熱が37度近くあった**のです。

１９５７年に東京大学の田坂定孝教授らが10代～50代の健康な男女３０９４人の体温を計測した結果では、平均体温は36度89分もありました。


あなたの体温と比べていかがですか？

36度５分にも届かないという人がほとんどではないでしょうか？

わずか**半世紀余りの間に日本人の体温が下がり、特に年齢が上がるにつれて平熱が35度台の人が多くなってしまった**のです。


冒頭でも触れましたが、私の平熱は37度近くあり、欧米人並みの高さです。

昔は今より約1度低かったのですが、第4章でご紹介する「重炭酸温浴法」を実践した結果、欧米人並みの高体温をずっとキープしているのです。

「日本人で、しかもご高齢なのに、平熱が37度近くあるなんてすごいですね！」とよくいわれますが、昔の日本人は欧米人のように37度近い体温がごく当たり前だったのです。

日本人の体温が1度も低下したワケとは？

なぜ、現代の日本人は以前より体温が1度も低くなってしまったのでしょうか？

その原因の1つは、日本人のライフスタイルが劇的に変化したことにあります。

戦後の高度成長期、日本には冷蔵庫や洗濯機、掃除機などの家電製品や自家用車が一気に普及し、生活がとても便利になりました。

けれど、機械が働いてくれる分、運動量が必然的に減って筋肉量が低下しました。

また、近年はパソコンやスマホなどのデジタル機器が爆発的に普及し、座っている時間が一段と増えたことも運動不足に拍車をかける要因になっています。

じっと座っている時間が長ければ長いほど、エコノミー症候群と同様に足腰の血流が滞ってしまうので、当然ながら冷え性を招く原因になります。

シドニー大学の２０１１年の調査では、**世界20ヶ国の中で、座っている時間が世界一長いのは日本人**という結果が出ています。

日本人に冷え性が多いもう1つの大きな原因は、液体石けんやシャンプー、リンスなど、界面活性剤《かいめんかっせいざい》（水になじみやすい部分と、油になじみやすい部分を持つ物質）をはじめとする化学物質を使った日用品が氾濫していることにあります。

冒頭でもお話しした通り、**化学物質は肌に大きなストレスを与え、血流を低下させる大きな要因になる**からです。

１９５０年代頃までは銭湯が主流でしたが、高度成長期以降は家庭風呂が普及し、元来きれい好きな日本人は毎日のように家で入浴するようになりました。

1990年代には、入浴時だけではなく朝も洗面台などでせっせとシャンプーをする若者が増え、「朝シャン」が流行語にもなりました。

入浴習慣の大きな変化に伴って、しっとり系やサラサラ系など、消費者のニーズに合わせて多彩なシャンプーやリンス、液体石けんなどが次々に開発されていきました。

爽やかな香りがしたり、フワフワきめ細かな泡が立ったり、肌や髪がツヤツヤになったり——そうした心地よい使用感を演出するためには、色素や香料、防腐剤、殺菌剤などのさまざまな化学物質が使われています。

もちろん、市販品は安全基準を満たしていますが、だからといって身体にまったく無害なわけではありません。

なぜなら、たとえ基準値以下の微量であっても、化学物質に毎日のように触れ続けていれば、皮下脂肪にどんどん蓄積し、交感神経を緊張させて血流を低下させてしまうからです。

日本人の生活習慣の変化と低体温化

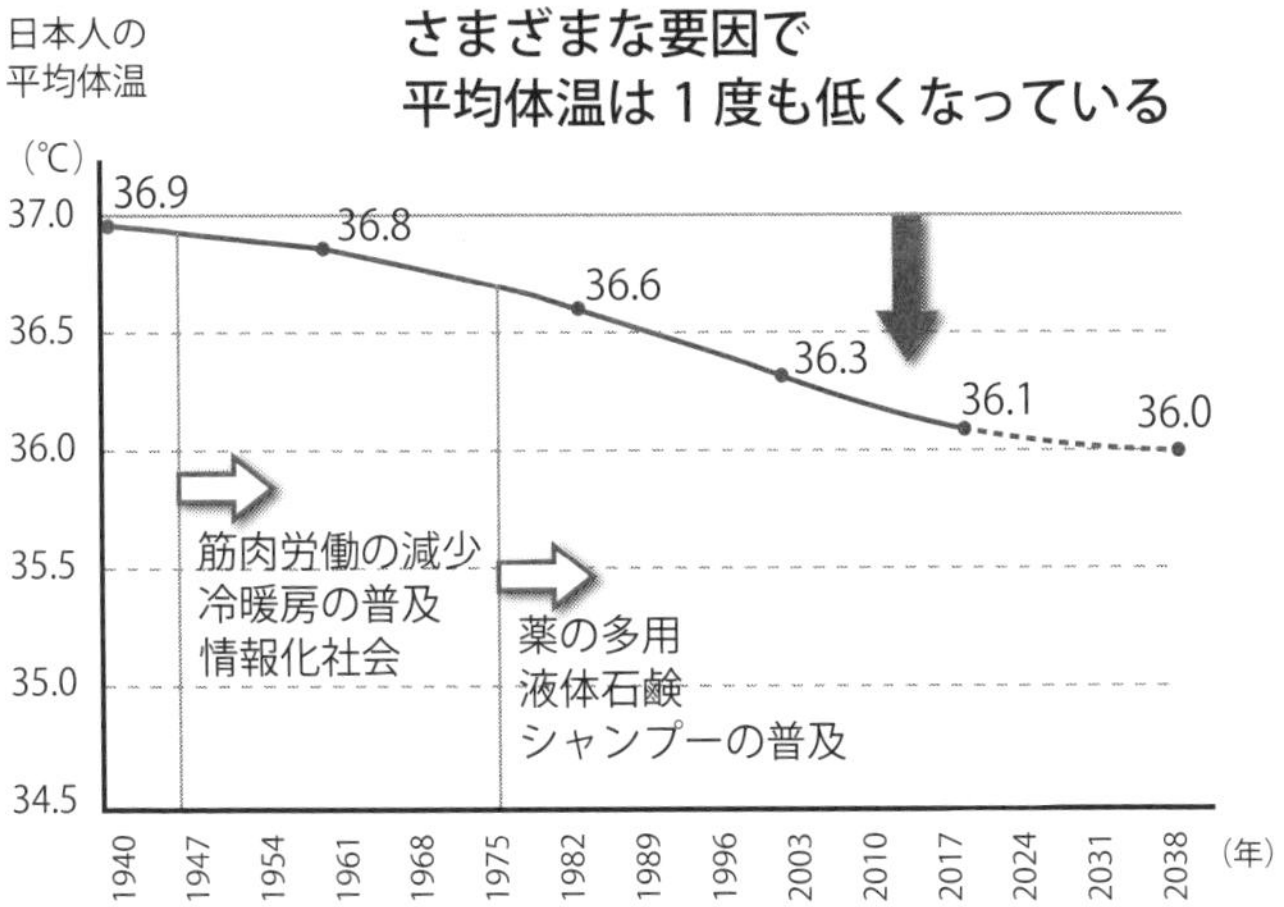

日本人もかつては高体温で健康だったが、戦後の生活の変化とともに、次第に低体温になっていった。特に女性で冷えに悩む人は急増中で、その症状もますます深刻化している。

全身を覆っている肌は面積が広く、解毒機能もないので、毎日そうしたアイテムを使っていれば、交感神経が優位に働きます。その結果、常に血流が悪い状態になり、冷えが慢性化するのです。

「まさか、体を清潔にするために愛用しているお気に入りの液体石けんやシャンプーが、自分の身体を冷やす原因になっていたとは……！」と思うとゾッとしますよね。

「経皮毒」が肌のバリアを破壊する！
――欧米のドラッグストアはオーガニック全盛

本書の冒頭でも触れましたが、皮ふから体内に吸収される有害な化学物質のことを「経皮毒」といいます。

シャンプーや液体石けんはもちろん、メイク落としや歯磨き粉、抗菌剤、消臭剤、虫よけスプレーなど、化学物質を含むさまざまな日用品が私たちの身体を脅かす経皮毒になります。

後で詳しく述べますが、安全といわれる日本の水道水に含まれる残留塩素も、経皮毒になりうるのです。

「経皮毒が怖くて、もう何も触れない……」

と思われるかもしれませんが、そういうわけではありません。

健康な肌には、外部の刺激から肌を守るための門番役ともいえる「バリア機能」が備わっているのです。

通常、健康な肌の表面には約1兆個もの常在菌が棲んでおり、肌をしっかりガードしてくれています。

また、肌の角質層にある「セラミド」も外部刺激から肌を守る役割を担っています。

しかし、界面活性剤が含まれた液体石けんやシャンプーなどは、皮脂から脂分を取り過ぎてしまいます。それを毎日使い続けると、肌を守ってくれるセラミド構造が崩れ、バリアが破壊されてしまうのです。

すると、本来はブロックされるはずの殺菌剤などの化学物質が、肌からどんどん体内に吸収されて溜まっていきます。

それが一定濃度以上になると、**交感神経が緊張してコルチゾールというストレスホルモンを分泌して毛細血管が収縮します。**

それによって血流や体温が低下し、免疫力も下がって病気になりやすくなるという悪循環に陥ってしまうのです。

また、コルチゾールなどのストレスホルモンが血液を通じて脳の海馬に吸収されると、さらに恐ろしいことが起こります。**記憶を司る海馬が破壊され、うつや認知症の原因にもなるといわれているのです。**

近年では、世界中で経皮毒の危険性を警戒する動きが見られます。

TIME誌などの欧米のメジャーな雑誌や新聞では、入浴の際に液体石けんやボディソープを使うのは1か月に1~2回にしなさいという医師の警告が大々的に掲載されています。

EUでは、2015年に防腐や抗菌、消臭に用いられる有害物質「トリクロサン」を、液体石けんシャンプーなどの衛生用品や化粧品に使用することが禁止されました。

そのため、EU各国のドラッグストアなどでは、殺菌剤などが含まれた従来型の液体石けんやシャンプーは姿を消し、合成化学物質が使用されていない自然由来の成分を活

「健康な肌」と「経皮毒で傷んだ肌」の比較

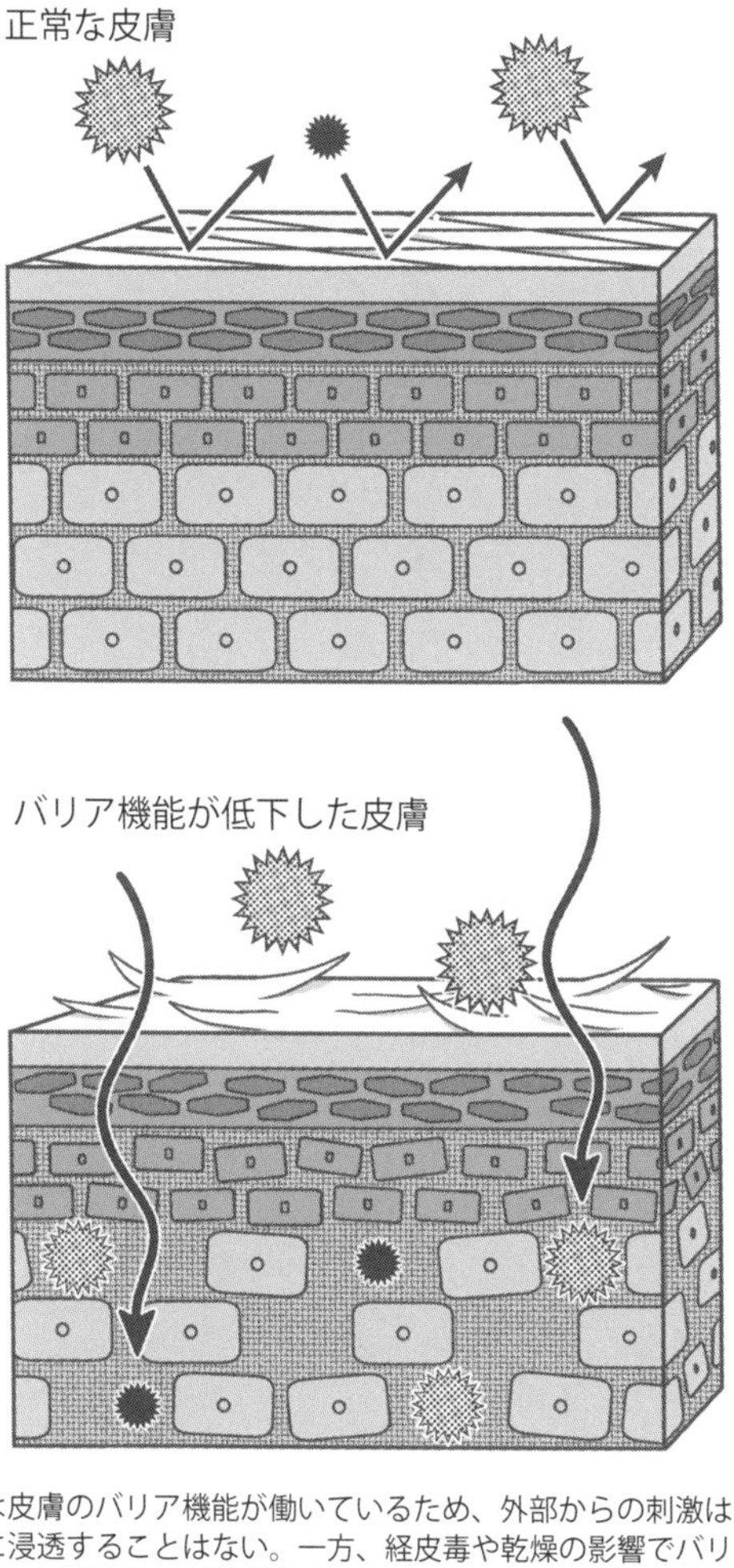

健康な肌では皮膚のバリア機能が働いているため、外部からの刺激はブロックされて肌内部に浸透することはない。一方、経皮毒や乾燥の影響でバリア機能が低下していると、外部からの刺激が肌内部に入り込み、トラブルを招いてしまう。

かしたオーガニックなアイテムが主流になっています（※EU諸国で市販されている全てのアイテムが化学物質不使用というわけではありません）。

アメリカでも、2016年にFDA（アメリカ食品医薬品局）が、トリクロサンなど19種類の殺菌剤を含む液体石けんシャンプーなどの家庭用品が全面販売禁止になりました。

それを受け、同年秋には日本の厚生労働省もFDAの指摘した19種類の殺菌剤を含む薬用液体石けんなどの家庭用品800品目について、1年以内に他の成分に切り替えるように化粧品工業会と洗剤工業会に通達が出されました。

とはいえ、日本ではまだ禁止されたわけではないため、殺菌剤など含む液体石けんやシャンプーなどが販売され続けています。

最近は、界面活性剤未使用やシリコンフリーのボタニカル系のオーガニックシャンプーに人気が集まっていますが、自然派と謳っていても化学物質が必ずしもゼロというわけではないのです。

肌バリアを壊さない「ノープー」とは？
――あの人気俳優やハリウッドスターも実践

では、化学物質の入ったシャンプーがなかった時代は、どうしていたのでしょう？

江戸時代は、男女とも髪を結っていたので、１カ月に１回ほどしか洗髪しなかったといわれています。使うのはもちろん水かお湯だけです。

昔は、髪に頭皮から自然に出る油分による光り輝くような艶があったことから、艶やかな黒髪のことを「濡羽色（ぬればいろ）」と表現しました。

戦後間もない頃も、水道が普及していなかったため、洗髪は週に１度くらいでした。

「毎日髪を洗わないなんて、信じられない！」と思われるかもしれませんが、そもそも日本人が泡立ちのよい界面活性剤入りの液体シャンプーを使って洗髪するようになったのは１９６０年代ころからなので、まだ半世紀ほどしか経っていません。

歴史的に見れば、シャンプーやリンスが存在しなかった時代のほうが圧倒的に長かったわけです。

といっても、昔の人が極端に不潔だったわけではありません。

健康な肌のターンオーバーの目安は約28日で、古い角質や皮脂は垢となって自然にはがれ落ちるので、水やお湯だけで髪や頭皮を洗っても、ちゃんときれいになるのです。

むしろ、**シャンプー&リンスで毎日洗髪するようになった現代の日本では、フケや抜け毛、薄毛などAGA（男性型脱毛症）や、いわゆるオヤジ臭といわれる頭皮の臭いで悩む成人男性が増加しています。**

これも化学物質による皮脂の洗いすぎで、常在菌が殺菌されてしまい、皮ふのバリアが破壊されたことによる経皮毒に一因があるとされています。

こうした状況を受け、近年、欧米の知識層には、シャンプーを使わない洗髪スタイル「ノーシャンプー、略してNO-POO（ノープー）」のブームが起こり、常識となりつつあります。

最先端の美容情報に敏感なハリウッドスターやスーパーモデルの多くが、いち早くノープーを実践し始めたことで、一気に広まったといわれています。

日本でも、タレントのタモリさんや俳優の福山雅治さんが、お湯だけで髪や身体を洗い、温水洗浄便座を使うおしりは肌のバリアを守るために液体石けんで洗わないとテレビやラジオ番組などで話されているようです。

第4章でご紹介する新ずぼら健康入浴スタイル「重炭酸温浴法」も、まさにこのノープーを実践できる画期的な入浴方法なのです。

世界一安全な日本の水道水も、体温を下げる原因に！

液体石けんやシャンプーなどのアイテムが肌バリアを破壊することで問題になるのが、水道水に含まれる塩素（カルキ）が皮下に吸収されやすくなり、経皮毒になることです。

「日本の水道水は〝世界一安全〟といわれているのに？」と疑問に思われるかもしれませんが、それは殺菌剤の一種である塩素が、世界基準よりもはるかに高い濃度で日本の水道水に添加されているからです。

アメリカやフランスでは塩素濃度の基準値が０・１ｐｐｍ以下、ドイツでは０・０５ｐｐｍ以下となっており、水道水に注入する塩素の上限だけが設けられています。

一方、日本では水道水の塩素濃度の基準値が０・１ｐｐｍ以上～と定められており、上限に規制はなく、たいていの自治体では１・０～１・６ｐｐｍと世界基準の10倍も添加されています。

欧米は「塩素はこれ以上入れちゃダメ！」という法律なのに対して、日本では「塩素はこれ以上入れないとダメ！」という真逆の法律なのです。

この法律を定めたのは、戦後の日本にＧＨＱ最高司令官として赴任してきたマッカーサーだといわれています。

戦後の日本は、衛生状態が劣悪だったことが原因のようですが、現在も70年以上も前の塩素濃度の基準が律儀に守られているのです。

「日本の水道水は、塩素消毒をしているからこそ、安心して蛇口から飲むことができます。水道で消毒用に使われている塩素は、強い酸化力を持っています。塩素の酸化力により、水のにおいを除去したり病原性微生物の殺菌などを行うことができます」

――これは、「東京都水道局」のホームページに書かれている言葉です。

確かに、塩素には強い酸化力があり、病原性微生物も殺せるほどの殺菌力を持っています。

しかし、この強力な酸化力や殺菌力は、人間にとって〝諸刃の剣〟となります。

水道水に含まれる塩素は、私たちの皮脂と反応し、「トリハロメタン」という発がん性物質に変化するのです。

また、肌や髪にダメージを与えて、**アトピーをはじめとするアレルギーを引き起こす**原因にもなります。「ハワイに引っ越したらアトピーが治った」という日本人が意外に多いのは、そのためかもしれません。
水道水に含まれている残留塩素は、肌から吸収されて皮下に蓄積します。その塩素が交感神経を刺激して、血流を下げる厄介な経皮毒になるのです。

日本の遊泳用プールには、文科省の定めた基準によって高濃度の塩素が入っています。そのため、いわゆる「プール臭」と呼ばれる強い塩素の臭いがし、目も痛くなりますよね。
けれど、水泳の国際競技で使われるプールでは、「選手の健康を守るため」という理由で塩素の使用が禁じられ、オゾンが使われています。

世界基準では、塩素は健康を損なう「毒」であり、欧米の多くの国では水道水の殺菌にも塩素は使われなくなっています。

特に女性は経皮毒のリスクが高くなるので注意が必要です。
なぜなら、残留塩素は女性の生殖器の粘膜からは、特に吸収されやすいからです。

残留塩素の吸収率（腕の内側を１とした場合）

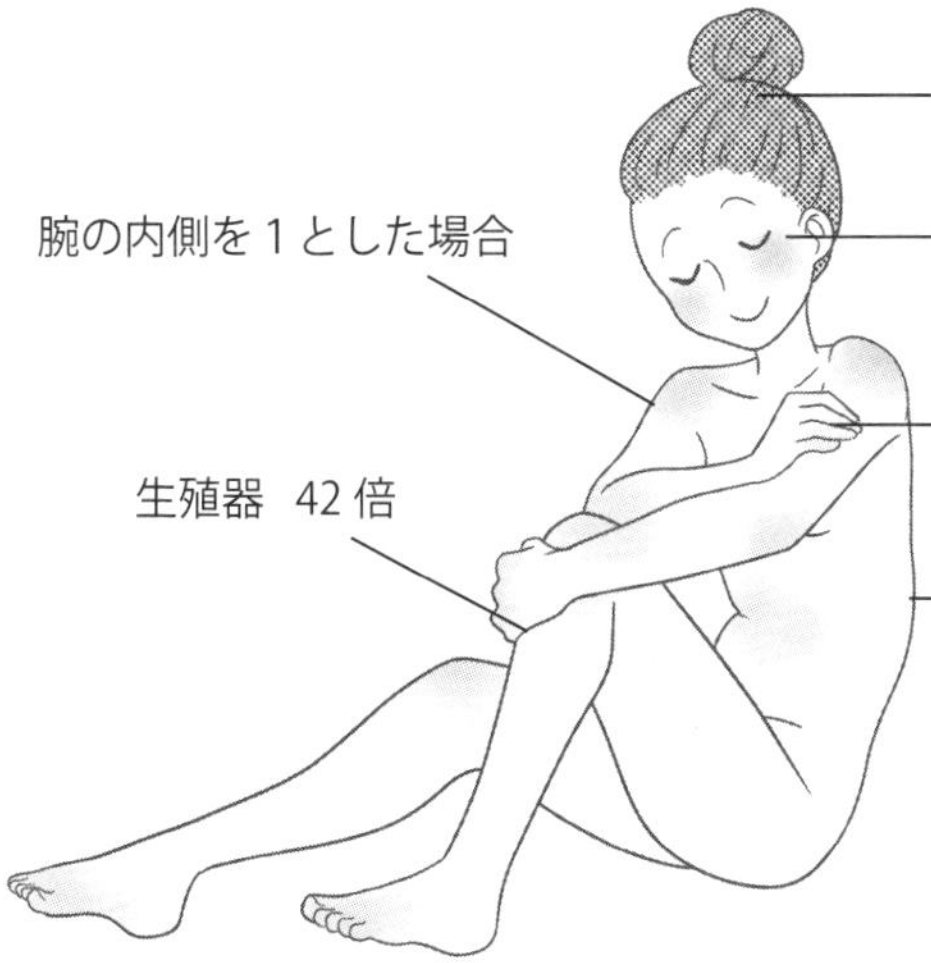

生殖器やお尻を洗浄する温水洗浄便座は非常に便利で、世界的にも人気です。

しかし、経皮毒のリスクを考えると、おしりや生殖器など粘膜の箇所は、必要以上に洗いすぎないようにして、界面活性剤の入った液体せっけんなどは使用しないほうがいいでしょう。

また、わりと丈夫だとされている手のひらであっても、残留塩素や化学物質にさらし続けるのは当然よくありません。レストランなどで働いている人が皿洗いを一日中続けた結果、手がボロボロになるということもよくあります。

肌の天然バリアが破壊されると、免疫にまで悪影響が及ぶので注意しましょう。

Column

自然治癒力こそ真に病を治す

「人は自然から遠ざかれば病気に近づく」

「自然治癒力こそ真に病を治すものである」


これは、「医学の父」と呼ばれる古代ギリシア時代の医聖ヒポクラテスが、医者の職業倫理について記した宣誓文「ヒポクラテスの誓い」に出てくる有名な言葉です。

ヒポクラテスは、医学がまだ進歩していなかった紀元前の頃から、現代人の化学物質にまみれた生活がいかに健康を脅かすかを見通して、自己治癒力の大切さに気付いていたのです。


自然から生まれた人は、自然の一部でもあります。

自然の摂理に寄り添った生き方をしていれば、身体の不調は自然に治っていきますが、自然の摂理に反した生き方をしていると、不調がどんどん深刻化し、やがて重い病になるとヒポクラテスは説いているのです。


野生動物は、たとえ具合が悪くなったり傷を負ったりしても、病院に駆け込んだり、薬を使うことなく、元来備わっている自然治癒力によって回復します。

人にも同じように自然治癒力が備わっているはずです。

しかし、現代では薬や化学的な療法に頼るのが当たり前のようになっています。

例えば、薬で血圧を下げるのも、化学物質の含まれたアイテムを使って肌や髪にうるおいを与えたりするのも、自然治癒力に反した方法といえます。


日本は世界トップレベルの長寿国ですが、寝たきり率の高さもトップレベルです。

戦後に医療費が急増し、2040 年には 63 兆円を超えると予想されていますが、そうした自然治癒力に反した薬漬けの医療が日本人の病気を助長しているともいわれています。

今一度、私たちはヒポクラテスが説いた自然治癒力の大切さを見直す時が来ているのではないでしょうか？

第2章

なぜ血流が低下すると病気になるの?

森の中でクマに出遭うと血が瞬時にドロドロに!?
――ストレス過多の現代人が低血流になるワケ

最近は春先になると、冬眠明けでお腹を空かせたクマが各地に出没してニュースになりますが、もし、実際にクマに遭遇したら、あなたはどうしますか?

「ギャーッと悲鳴をあげて、一目散に逃げる」
「その場でじっと息を殺して、死んだふりをする」
「クマに食べられるくらいなら、決死の覚悟で闘う!」

――いろいろなご意見があると思いますが、ダッシュで逃げても、死んだふりをしても、死に物狂いで格闘しても、クマに遭遇した強いストレスで心身が極度に緊張し、臨戦態勢に突入します。

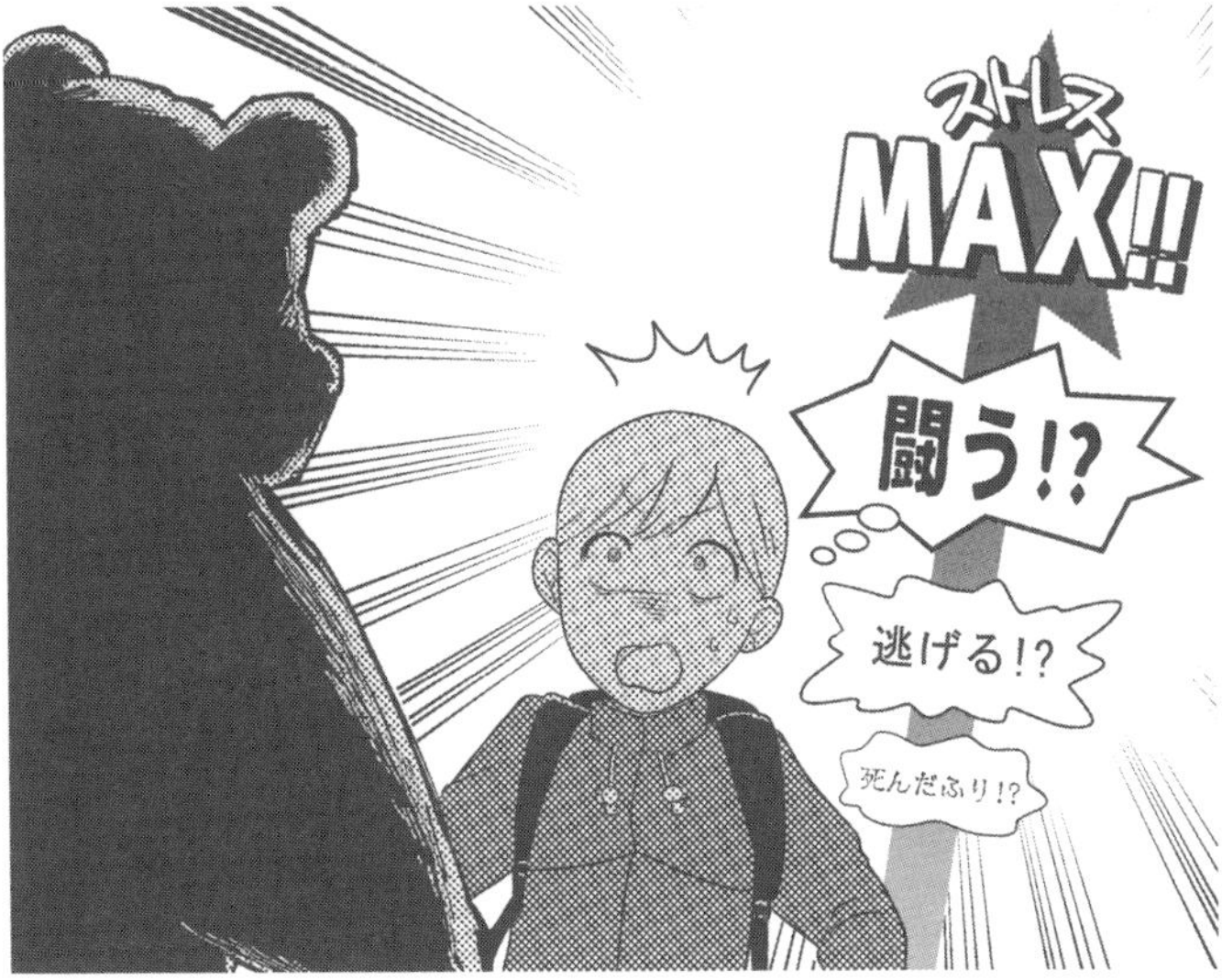

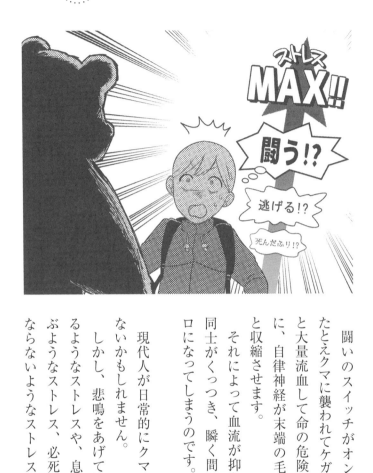

闘いのスイッチがオンになることで、たとえクマに襲われてケガをしても、ドバッと大量流血して命の危険に陥らないように、自律神経が末端の毛細血管をきゅっと収縮させます。
それによって血流が抑えられて赤血球同士がくっつき、瞬く間に血液がドロドロになってしまうのです。

現代人が日常的にクマに出遭うことはないかもしれません。
しかし、悲鳴をあげて逃げ出したくなるようなストレスや、息を殺して耐え忍ぶようなストレス、必死に闘わなければならないようなストレスなど、まさにクマに遭うのに匹敵するようなストレスに、現代人は日々さらされています。

現代人がさらされているのは、「しんどいなあ……」と意識できるストレスだけではなく、**意識できない「サイレントストレス」**もあります。

例えば、「あー気持ちいいなあ」と入浴している時も、実は液体石けんやシャンプーに含まれている化学物質や、水道水に含まれている塩素など、さまざまな「サイレントストレス」に知らずにさらされているのです。

こうした状態が続くと、コルチゾールというストレスホルモンが分泌され、冷えや免疫力の低下が起こります。

現代人が戦前より体温が低くなっている大きな原因のひとつは、間違いなく血管を縮み上がらせるようなストレスです。

「あまりのショックに血の気が引いた」

「危ない目に遭って肝を冷やした」

過度の緊張や恐怖を感じたときに、よくそんな言い方をしますが、これは単なる比喩表現ではありません。

強いストレスを感じると、血流が悪くなり、実際に身体が冷えるのです。

英語でも「blood curdling（血が固まる）」「freeze a person's blood（血が凍る）」という言い方があります。

「緊張でひざがガクガクする」
「怖くてぶるぶる身震いが止まらない」
そんな経験がある方も多いのではないでしょうか？

緊張や恐怖で身体がガクガクしたり、ぶるぶる震えるのも、ストレスで血流が悪くなって冷えているからです。

身体を震わすことは、血流を上げ、体温を上げようとする自律神経が起こす生理現象なのです。

血流も体温も24時間働き続ける「自律神経」が制御
——交感神経の緊張が続くと血流が低下

血流や体温調整に欠かせない「自律神経」について、ここで詳しくご説明します。
その名の通り、自律神経は自己を律して制御する神経です。

自律神経は身体の一か所だけにあるわけではなく、血管に巻き付くようにして全身に張り巡らされています。

自律神経の中枢は「間脳《かんのう》」の「視床下部《ししょうかぶ》」にあり、**呼吸や血液循環をはじめ、血圧、心拍、体温調節、消化、排泄、免疫、生殖などの生命活動の機能を自律的にコントロールする「司令塔」**の役割を担っています。

食事をしたら胃腸が食べものを消化してくれるのも、心臓が寝ている間も止まらず動き続けてくれるのも、自律神経が24時間ずっと自律的に働いてくれているおかげです。もし私たちの身体に自律神経がなかったとしたら、人間は生命活動を維持できないので、生きられません。

自律神経には、「交感神経」と「副交感神経」の2つの系統があります。

交感神経は、主に昼間に活動している時に働く神経です。

交感神経が優位になると、身体が「活動モード」になり、脈が速くなったり、血圧が高くなることで活発に動けるのです。

「ストレス」「血流低下」「瞬発力」が交感神経のキーワードです。

副交感神経は、主に夕方から夜間の安静時や睡眠時に働く神経です。

副交感神経が優位になると、身体が「休養モード」になり、血管がゆるんで血流がよくなります。

「リラックス」「血流アップ」「分泌・排泄促進」「持続力」が副交感神経のキーワードです。

この2つの神経がシーソーのように交互にバランスをとりながら、24時間休まずに働き続けています。

通常、日中に活動しているときは狩りの時間ですから交感神経が優位になり、夕方からは休息の時間なので副交感神経が優位になる、というサイクルが繰り返されています。

しかし、昼夜問わず多忙だったり、夜遅くまで神経を使うデスクワークや、スマホなどのデジタル機器とにらめっこをしていたりする現代人は、寝る時間になっても交感神経の緊張が休まらず、自律神経のバランスが乱れがちです。

交感神経が優位な状態が続けば、血管が収縮して血流が悪くなり、万病の元になる低体温になってしまいます。

さらに、経皮毒が蓄積していると、交感神経の優位な状態が四六時中続き、常に血管が収縮し、血流の悪化に拍車がかかります。

身体をコントロールしている自律神経の働き

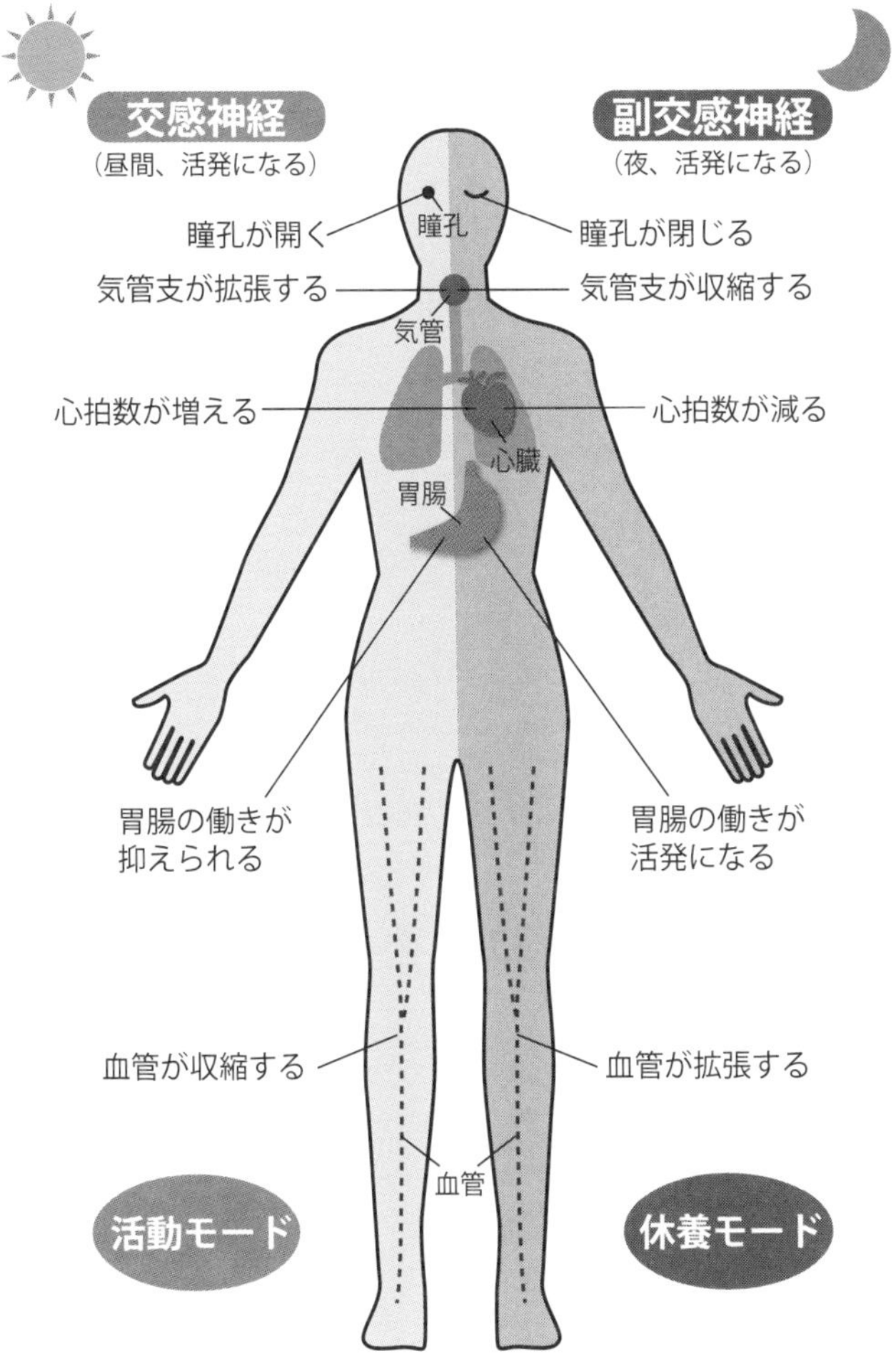

２つの神経のバランスが大切

バブル時代に「24時間戦えますか?」という栄養ドリンクのキャッチコピーが流行したことがありましたが、もしも24時間戦闘モードで交感神経がギンギンに緊張していたら、自律神経はヘトヘトに疲弊してしまいます。

「寝てもなかなか疲れがとれない」という現代人が増えているのは、交感神経が緊張し続けて疲れ切っているからです。

自律神経が乱れると、心身にさまざまな不調が!
――交感神経と副交感神経のバランスが鍵

自律神経は自分の意思とは関係なく働きます。

例えば、「お化粧が崩れるから、汗を抑えたい!」と思っても、気温が高ければ体温を下げるために自然に発汗します。

こうした働きは、**生命を維持するための「生体恒常性(ホメオスターシス)」という機能**によるものです。

しかし、「もっと体温を上げて冷え性を治したい！」と必死に念じても、自律神経がそれに応じてくれるわけではありません。

特に体温が35度台の低体温の人は、血流が悪く、細胞への水分供給も不足しがちなので、汗も出にくく、自律神経による体温調節が難しくなります。これによって起こるのが、熱中症です。

近年、地球温暖化やヒートアイランド現象の影響などで、**35度を超える猛暑日が増えていますが、35度台の低体温の人は熱中症のリスクが一段と高くなります。**

なぜなら、細胞へ水分を届けるのも、汗を出すのも、毛細血管の血流の良さが必要だからです。

体温と気温の差が大きいほど辛く感じるので、同じ35度以上の猛暑日でも、体温が35度と体温が37度の人では、辛さが違ってきます。

人体をパソコンに例えると、各種の臓器や筋肉を格納した私たちの身体は「ハード（ハードウエア）」に相当し、自律神経は「ソフト（ソフトウエア）」に相当します。

「パソコンはハードだけではただの箱」といわれますが、パソコン上で文章を書いたり、計算をしたり、インターネットをしたりするためにはソフトが不可欠です。

同じように、人間が生きるためにはソフトである自律神経が不可欠。

パソコンのソフトに不具合が生じると、パソコンが正常に作動しなくなりますが、**自律神経のバランスが崩れると、心身にさまざまな不調が現れます。**

頭痛や肩こり、手足のしびれ、疲れ目、動悸、息切れ、胃もたれ、下痢、便秘、睡眠障害、イライラ、集中力の低下など、原因がわからない不調に悩まされている人は、自律神経のバランスが乱れている可能性があります。

こうした**自律神経の乱れによるさまざまな不調を総称して「自律神経失調症」**というのです。

さまざまなストレスにさらされている現代人は、交感神経が優位になりがちですが、**副交感神経が優位になると、血管が拡張するので、血流もアップします。**

ただ、副交感神経が必要以上に優位なままだと、大量の血液をどんどん流さなければならなくなるので、負担が増大します。

つまり、**交感神経と副交感神経のどちらに偏っても、バランスが崩れて身体のあちこちに不調が生じてしまうのです。**

加齢とともに自律神経も衰えていきますが、特に副交感神経が劣化し、交感神経が優位になりやすくなります。

老化を防止するには、副交感神経を優位にする訓練が必須ですが、わずかなストレスでも優位になる交感神経と違って、副交感神経にスイッチするのは容易ではありません。

深い呼吸や瞑想法を取り入れた「マインドフルネス」や「ヨガ」は、いずれも副交感神経を優位にする方法として知られていますが、一朝一夕には習得できません。

私の推奨する新ずぼら健康入浴スタイル「重炭酸温浴法」なら、お風呂につかるだけで副交感神経にスイッチできます。

交感神経を緊張させるストレスに注意！
――脳にダメージを与える「キラーストレスホルモン」

ストレスが交感神経を刺激して血流を下げてしまうと言いましたが、「一億総ストレス社会」といわれる中で、現代人は常にストレスにさらされ続けています。サービス残業、パワハラ、リストラなど職場のメンタルストレスも、生活苦、引きこもり、モラハラ、離婚など家庭のメンタルストレスも、交感神経を優位にさせる原因になります。

２０１５年には厚生労働者がメンタルヘルスの不調を未然に防ぎ、職場環境の改善につなげることを目的に、定期的に労働者のストレス検査を行う「ストレスチェック制度」が導入されました。

この制度が近年導入された背景には、働き盛り世代のうつの増加に一因があるといわれています。

現代人はメンタルストレスだけでなく、無意識に受けるサイレントストレスも少なくありません。

液体石けんやシャンプーはもちろん、食材の残留農薬や食品添加物、飲み薬やサプリメント、スマホやパソコン、電子レンジなどから発せられる電磁波も、気づかないうちに交感神経を緊張させるサイレントストレスになります。

意識するかしないかにかかわらず、私たちはストレスを受けると交感神経が緊張して、副腎皮質からストレスホルモンのコルチゾールやアドレナリンが分泌されます。

これらが、別名「キラーストレスホルモン」です。

キラーストレスホルモンは、血管を収縮させて末梢血管の血流を抑え、血液をドロドロにします。

さらに、ストレスホルモンがドロドロの血とともに脳に送られると、先ほどもお話しした通り、**記憶を司る海馬がダメージを受け、うつや認知症、パーキンソン病などの精神疾患の一因になる**といわれています。

特に気をつけなければいけないのは、こうしたストレスフルな状態が自分でも気づかないうちに慢性化してしまうことです。

ストレス続きで血流が悪くなれば、細胞のすみずみまで酸素が行き渡らなくなります。そうすると、**体をサビさせる「活性酸素」が増えて、酸化した血液が血管を傷つけることがあります。血管がボロボロになって動脈硬化が進めば、心筋梗塞や脳梗塞などのリスクも高まります。**

身体を病気から守る「免疫」にも自律神経が不可欠
——免疫の要は体温の高さにあり

戦前に比べると、日本人の生活環境は格段に衛生的になっています。

しかし、私たちの身の回りには、無数の細菌やウイルスがうようよしています。

それでも、細菌やウイルスに負けずに生きていられるのは、肌細菌や腸内細菌、口腔細菌が「免疫」を作って身体を守ってくれているからです。体を守ってくれている細菌を大切に育てることは、免疫力のアップにもつながります。

免疫は大きく2つの系統に分けることができます。

ひとつは、**生まれながらに備わっている「自然免疫」**で、体温が高いほど能力を発揮します。これは「自然治癒力」と言い換えることもできます。

自然治癒力の高い人は、病気になったりケガをしても回復力が高いので、短期間で身体が自然に治してくれます。

もうひとつは、**後天的に身に付けていく「獲得免疫」**で、高熱を出して働く免疫です。

例えば「はしか」や「おやふく風邪」などの感染症に1度かかると、2度目からは「敵」のデータを覚えているので、もう2度と負けなくなります。

つまり、自然免疫は細菌やウイルスを水際で防ぎ、病気の発生自体を食い止めるのが得意で、獲得免疫は細菌やウイルスに感染しても、ウイルスと戦って病気に勝つのが得意なのです。

少し専門的な話になりますが、免疫学の権威・安保徹先生の免疫システム論では、**「顆粒球《かりゅうきゅう》」**と**「リンパ球」**という免疫の働きに欠かせない免疫細胞が、自律神経の働きと連動していることがわかっています。

顆粒球もリンパ球も、血液中にある「白血球」の一種です。白血球は、体に細菌やウイルスなどの外敵が侵入するのを防ぐ役割を担っています。成人の場合、**白血球の約60％が顆粒球、約35％はリンパ球、残りの約5％はマクロファージ（細菌を捕食して消化する細胞）というのが理想的な免疫バランス**です。

顆粒球は、交感神経が優位な日中に働く免疫で、体に侵入してきた細菌を丸のみにして、化膿性の炎症を起こして細菌と戦ってくれます。

ニキビができたり、傷口にウミが溜まったり、風邪をひいたときに緑色の鼻水や痰が

自己免疫システムと自律神経の関係

自己免疫力が働けば、
病気やウイルスに対抗できる

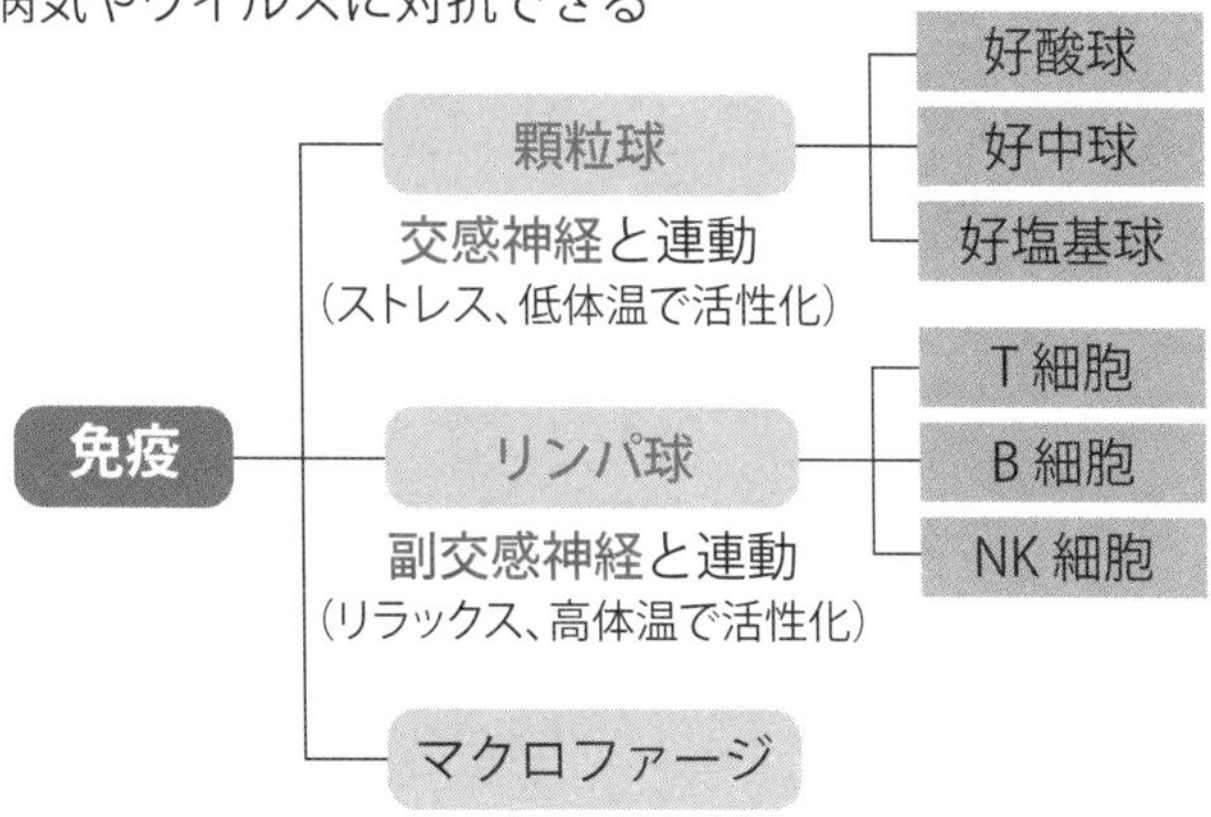

出たりするのは、顆粒球が戦ってくれている証拠です。

顆粒球は活性酸素で細菌と戦うため、自己の臓器も破壊してしまいますが、それを修復してくれる免疫がリンパ球です。

副交感神経が優位になる夜のリラクゼーション時に働くリンパ球は、がん細胞と戦う「ナチュラルキラー細胞（NK細胞）」や「T細胞」「B細胞」という強力で個性的な免疫細胞たちとタッグを組み、チームプレイで病気と戦ってくれます。

いま世間で大問題となっているウイルスとの戦いを防御してくれるのも、このリンパ球です。

白血球の中のリンパ球が増えた状態のときは、より免疫力が高い状態といえます。

リンパ球は副交感神経が優位で、体温が高めのときに強化されるので、ぬるめのお湯に長時間入浴するなどでリラックスすれば、リンパ球中のＮＫ細胞が活性化します。

交感神経が優位な状態が続くと老化が進む！
——病気を防ぎ若返る決め手は副交感神経

子どものころは白血球の中にはリンパ球が多いのですが、15〜20歳を境に顆粒球が多い状態となります。加齢と共に顆粒球はさらに増え続け、リンパ球は減少します。

リンパ球の中には、がん細胞をやっつけてくれるＮＫ細胞などの強力な免疫細胞がありますが、**加齢と共に体温が低下し、がんなどの病気が増えるのは、リンパ球が減って免疫力が低下することに大きな要因があります。**

リンパ球は副交感神経が優位な時に増え、交感神経が優位な時に減ります。

リンパ球の比率と体温の関係

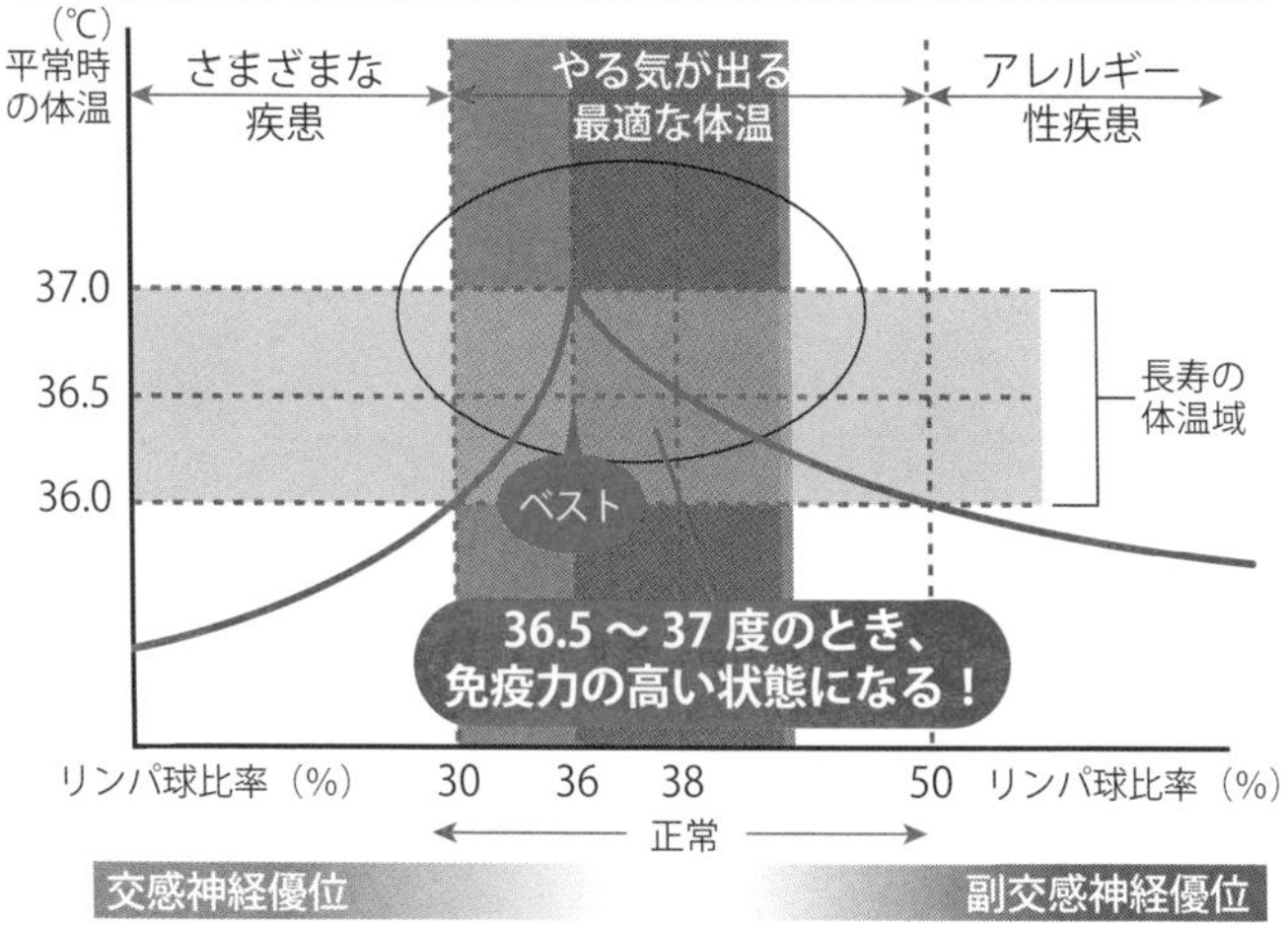

また、ストレスなどで体温が下がることでも、リンパ球が減ります。

リンパ球がゼロになった時、体は戦いを終えて寿命を迎えるのです。

上のグラフのように、リンパ球は交感神経と副交感神経のバランスがとれた正常な状態で、体温が36・5～37度の高体温の時に理想的な比率になります。

この状態をキープすることが、健康長寿の決め手になります。

さまざまなストレスによって交感神経が優位に偏りがちな現代人は、リンパ球が減りやすく、免疫力も低下しがちです。

免疫力を高めるためには、交感神経が優位な状態から、副交感神経とのバランスのとれた状態にうまくスイッチし、理想的な36・5度以上の健康体温になるように体温を上げる必要があるのです。

バリバリ元気な人ほど要注意!?
――交感神経の緊張は不眠の原因にも

安保徹先生は、著書の中で、こんなことを述べています。

「リンパ球率が低いか高いかは、血液検査をしなくても、その人を見ただけでもある程度推測できます。

活発に動き回るアクティブなタイプで、いつも険しい表情をしているような人は、リンパ球比率が低く、顆粒球が多いものです」

バリバリ働いている人は、一見元気そうに見えるかもしれませんが、実は免疫力が低く、

病気になりやすい可能性が高いといえます。

アクティブに動いたり、何かにぐっと集中すると、いい仕事ができたり、高い成果を上げられるかもしれませんが、その分、自律神経が猛烈に疲れるのです。

現代人はデスクワークで集中した後、夜になってもテレビやスマホを見ていることが多いですよね。これでは就寝時間になっても交感神経が優位な状態が続くので、自律神経はヘトヘトに疲れています。

交感神経が緊張したままでは体温が低下し、なかなか寝付けず不眠になります。**体温が低いと、質のよい睡眠が得られず、就寝中に行われるべき細胞の修復が滞ります。するると疲労がどんどん蓄積し、あらゆる不調の原因になるのです。**

それに加えて、先にもお伝えしたように、戦後の生活の変化によって、私たちは毎日のように経皮毒にさらされています。経皮毒によるストレスも交感神経を優位にするので、自律神経は休まることがないのです。

低体温だと免疫力がガクンと落ちるワケ
――免疫力を上げるのに必要な2つのエンジンとは？

これも少し専門的な話になりますが、安保徹先生の免疫理論によると、私たちの体の細胞には「解糖系エンジン」と「ミトコンドリア系エンジン」という2つのエンジンがあります。

「いきなりエンジンと言われても、ちょっと難しそう……」と思われるかもしれませんが、自分の体の中に異なるエンジンで動く2つのエネルギー生成工場があるとイメージしてみてください。

解糖系エンジンで動くエネルギー工場は、炭水化物を糖に分解して得られる栄養素を素早くエネルギーに変換します。

エネルギーを作るのに酸素を燃やす必要がないので瞬発力がありますが、効率が悪く、持続力はありません。

陸上の短距離選手は１００ｍを無呼吸で走るといわれますが、これは無酸素でも即エネルギーになる解糖系エンジンによるものです。

一方、**ミトコンドリア系エンジンは、解糖系エンジンよりも大量のエネルギーを生産**できます。

持久力があるので、別名「持続系エンジン」とも呼ばれており、持久力が必要になると、体内でミトコンドリア系エンジンに切り替わります。

ミトコンドリア系エンジンで動くエネルギー工場では、解糖系エンジンの工場で消化する糖などに加え、炭水化物、脂質、タンパク質などの栄養素を効率よくエネルギーに変換します。

このときに使われるのが、細胞内にあるミトコンドリアと呼ばれる器官で働く**「クエン酸回路」というシステム**です。

クエン酸回路では、酸素を使ってあらゆる栄養を完全に分解し、糖も完全燃焼するので、糖尿病などになりにくいエネルギー生成が行われます。

酸素を燃焼する際に熱を放出するので、血流が上って体温も上昇します。

体温が36・5度以上になれば、酵素やホルモンが効率よく生産され、細胞の修復力や免疫力も上がります。ウイルスにも強くなり、病気にかかりにくくなります。

さらに、入眠時に体温の下げ幅が大きくなるので深い眠りが得られ、それによってより効率よく疲労回復できます。

解糖系エンジンは、交感神経が優位なときに稼働します。

ミトコンドリア系エンジンは、副交感神経が優位なときに稼働します。

自律神経のバランスがよければ、解糖系エンジンとミトコンドリア系エンジンもバランスがとれて理想的に働くのです。

体の中にある2つのエネルギー生成工場

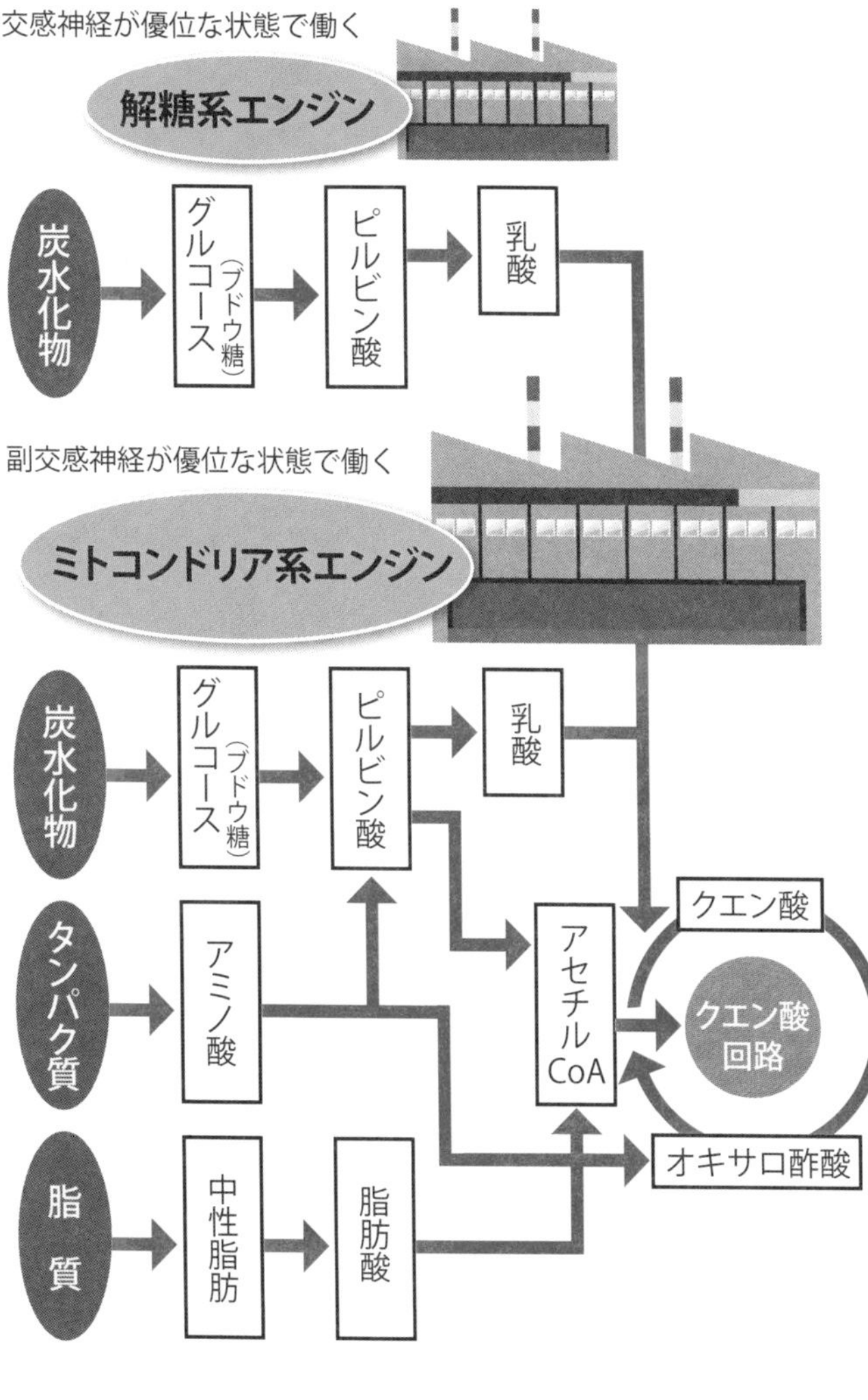

しかし、ストレス度が高い現代人は、交感神経が優位な状態が続いてミトコンドリア系エンジンの機能が抑制され、無酸素で動く解糖系エンジンばかり使うことになってバランスが崩れてしまいます。

体内で無酸素のエンジンしか働かなければ、血流が滞り、体温が下がって身体が冷え、免疫力もガクンと下がってしまいます。

ミトコンドリア系エンジンの機能が落ちて解糖系エンジン主体になると、体をサビさせる活性酸素も大量に発生。

その結果として、不眠、肌荒れ、貧血、下痢、肥満、アトピー、動脈硬化、脳梗塞、心筋梗塞、糖尿病、がん、アルツハイマー、認知症、リウマチといった、さまざまな病気を招くのです。

こうした悪循環から抜け出すためには、交感神経を刺激するストレスを減らして、入浴などで副交感神経にスイッチする必要があります。

新ずぼら健康入浴スタイル「重炭酸温浴法」なら、お風呂に入るだけで副交感神経を優位にして、ミトコンドリア系エンジンを有効に働かせることができ、体温や免疫力を簡単に上げられます。

Column

本番に強いトップアスリートは なぜ高体温で自律神経のバランスがよいのか？

スポーツの世界で頭角を現すアスリートは、「勝ちたい！」という意識が高いので、交感神経が高ぶりがちです。

しかし、どんなに天才的な身体能力を持っていても、自律神経のバランスが崩れると、いざという時になかなか結果を出すことができません。

2014年にソチで行われた冬季オリンピックでは、期待されていた選手も本番ではメダルに届きませんでした。

その一因は、自律神経にあると考えられます。

なぜなら、交感神経の緊張が続くと自律神経がヘトヘトに疲れて、質のいい睡眠がとれず、肝心の大一番で心身ともに集中力を欠いてしまうからです。

それだけでなく、血流も悪くなって酸素や栄養が全身に行き渡らなくなるので、思うようなパフォーマンスを発揮することができなくなります。

ハードなトレーニングが必須のアスリートは、疲労物質も溜まりやすくなるので、故障が多くなり、リカバリーも遅れます。

疲れた筋肉を素早く「超回復」させるためには、全身に酸素や栄養素を速やかに届ける血流のよさが決め手となります。

血流がよく体温が高いと快眠できるので、翌日のパフォーマンス性が上がるのはもちろん、メンタル面でも集中力がアップし、本番に最高の力を発揮できます。

本番に強いトップアスリートは、体温が高く、戦いモードの交感神経と、休息モードの副交感神経のバランスがしっかり整っているのです。

高い実力を持っていながら本番で発揮できない選手がいる一方、本番で実力をフルに発揮できる選手もいるのは、自律神経のバランスの違いにあったのです。

第3章

体温を1度上げるだけで、あらゆる不調が改善！

血管の総延長は地球の約2周強！

——血液は約37兆個の細胞に栄養を届ける運搬屋

体温を上げることが健康長寿の秘訣であるというお話をしてきましたが、その要となる血液の流れ＝血流についてこの章で詳しくご説明しましょう。

私たちの身体は、37兆個もの細胞でできています。

この膨大な数の細胞のひとつひとつに酸素と栄養を送り届けて養っているのが、全身に張り巡らされた血管の末端にある毛細血管内を流れる血液です。

いうなれば、血液は全身の細胞に酸素と栄養を行き渡らせ、不要な二酸化炭素と老廃物を回収する「優秀な運搬屋さん」なのです。

血管は、心臓から出る血液を送る「動脈」、心臓に戻る血液を送る「静脈」のほか、

郵便はがき

63円切手を
貼ってください。

1	6	0	-	0	0	2	3

東京都新宿区西新宿6-12-1
パークウエスト7F

株式会社
ホットアルバム炭酸泉タブレット
重炭酸温浴法プレゼント係

お申し込みは、はがき・FAXで

はがきで　必要事項をこちらに記載し、切手を貼ってお送りください。

フリガナ お名前	様	年齢	歳
ご住所	〒		
電話番号		メールアドレス	

FAXで　必要事項をこちらに記載し、下記番号へ送信してください。

FAX 03-5989-1799　24時間受付

ご不明な点はこちらまで
0120-816-426

【個人情報の利用目的について】お客様から預かりした個人情報は、商品の注文の受付及発送、カタログやDM等の発送ならびにお客様らのお問合せに回答するために利用いたします

全身に張り巡らされた血管の様子

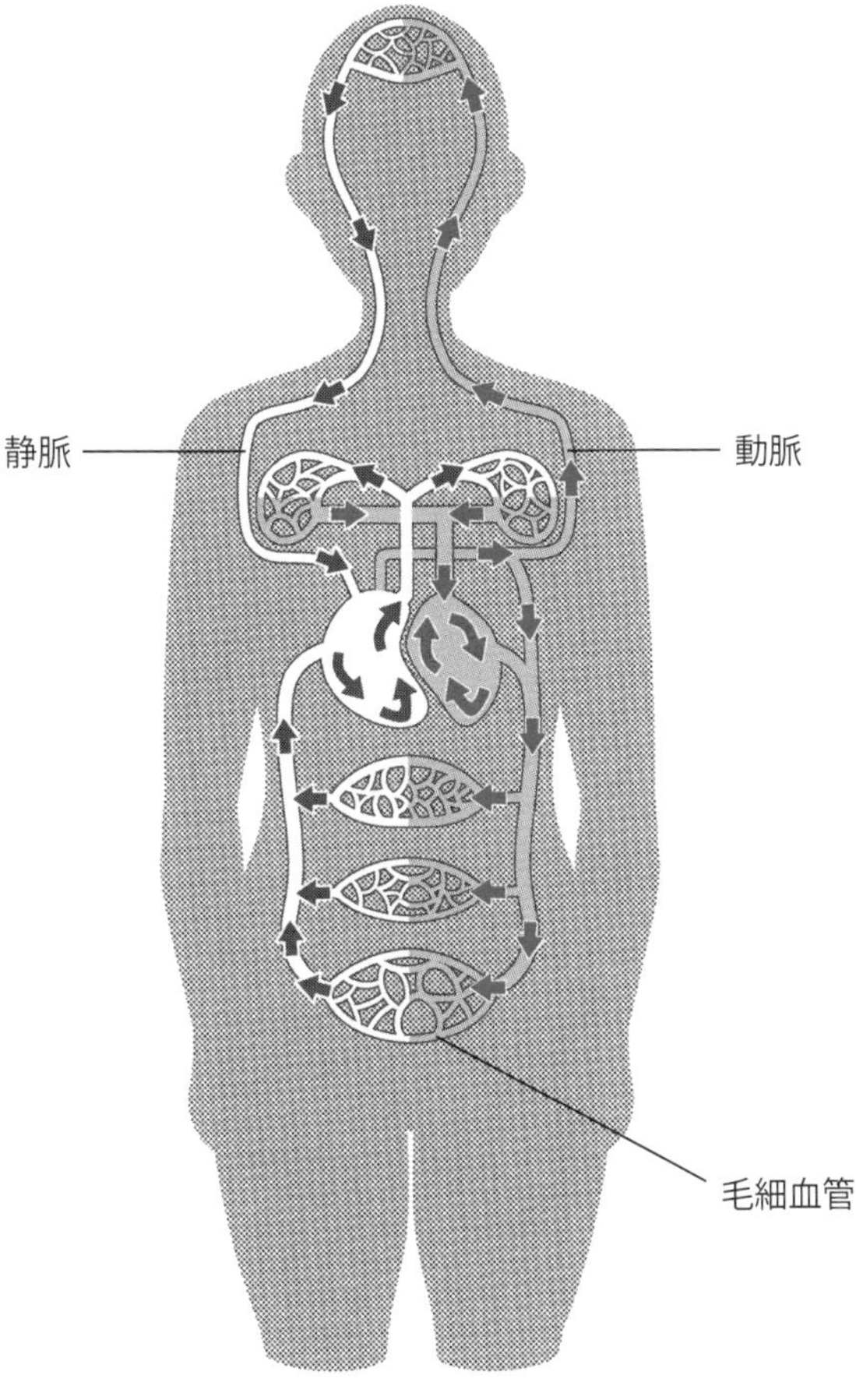

心臓のポンプ作用によって送り出された血液は、動脈を通って酸素や栄養分を全身に運ぶ。一方の静脈は、体内で回収された二酸化炭素や老廃物をそれぞれの処理器官に送っている。毛細血管は体のすみずみに張り巡らされており、酸素や栄養分を届けている。

全身の抹消に血液を送る「毛細血管」の3種類に大きく分かれています。

樹木に例えると、動脈や静脈が木の幹や太い枝に相当し、毛細血管は細い枝葉に相当します。

もしそれらの血管をすべて1本につなぎあわせたとしたら、地球を2周回っても余りあるおよそ10万㎞の長さになります。

その99％を占めるのが、目に見えないほど細い毛筆のような構造の毛細血管です。太く短い血管から膨大な毛細血管が全身の細胞に一気に広がっており、栄養や酸素を行き渡らせ、老廃物を一気に回収しています。

およそ5リットルの血液は、わずか1分程度で全身を一周するといわれています。

そのスピードで血液が体内をどんどん循環するためには、柔らかい毛細血管がたっぷりあり、自己年齢＋90程度の高さの血圧が必要です。

血液が血管内をスムーズに流れていれば、細胞も活性化します。

しかし、血液の流れが滞ると、酸素と栄養や白血球などの免疫が細胞のすみずみにまでしっかり行き渡らなくなり、要らなくなった二酸化炭素や老廃物もうまく回収できないまま蓄積されていきます。

「健全なる身体は、完全なる排泄から」

医学の父・ヒポクラテスの名言の通り、血流の大切さは供給よりもむしろ排泄にあります。

毛細血管の流れが滞って二酸化炭素や老廃物が溜まってしまえば、細胞の動きが鈍ってどんどん衰え、ゴースト血管化してやがて消えてしまいます。

血管を樹木に例えると、水や土中の栄養分を十分に吸い上げて末端にまで行き渡らせないと、末端の枝葉が徐々に干からびて枯れ落ちてしまうのと似ています。

血流と毛細血管は生命維持に欠かせない重要な健康インフラなのです。

全血管の99%を占める毛細血管が消える⁉
——「ゴースト血管」が増えると見た目も臓器も老化

静脈や動脈は内径が1cm以上ありますが、**全血管の99%を占める毛細血管の多くは、内径が赤血球のヘモグロビンと同サイズのわずか7~8ミクロン**しかありません。

そのため、血液が毛細血管の中を勢いよく流れるには、血管がしっかり開いた状態でなければなりません。

活動モードの日中は、交感神経が優位なので血管が収縮して血流が低下します。

一方、休息モードの夜は、副交感神経が優位になり、血管内皮に血管を拡張させるN《エヌ》O《オー》(一酸化窒素)が分泌されるので、血流がアップして細胞や臓器が修復されます。

しかし、末端の細胞のすみずみまで栄養素や免疫細胞を届ける大切な健康のインフラである毛細血管は、年齢とともに劣化していきます。

血管は管の内側にもう1つ管がはまっているような二重構造になっていますが、外側の壁がなくなれば、内側の管がむき出しになってしまい、ちょっとした衝撃などでもダメージを受けやすくなります。

ストレスによる交感神経の緊張で冷えが続いたり、高血糖、紫外線、活性酸素などの影響でも、毛細血管はダメージを受けやすくなり、徐々に血流が行き渡らない「ゴースト血管」と化してしまうのです。

「毛細血管は全身の99％もあるのだから、少しぐらい減っても問題ないのでは？」と思う方もいらっしゃるかもしれませんね。

しかし、血液の流れていないゴースト血管を放っておくと、毛細血管はどんどん硬くなり、次第に毛細血管そのものが退化して消滅してしまいます。

誰も住まなくなった空き家は、人が住んでいる時よりも劣化しやすいといわれますが、ゴースト血管も血液という主が不在になった空き家といえるかもしれません。

全身の細胞と毛細血管の末端は、「滲み出し」と「滲み取り」という構造でつながって、栄養や酸素の供給や老廃物の回収を行っています。

末端がゴースト血管化してしまうということは、全身の臓器や器官への血液の重要な供給ルートが減ってしまうということです。

血液の運搬ルートが減ってしまうと、全身の細胞に酸素や栄養素を送り届けることができず、不要な二酸化炭素や老廃物も回収できません。

まるで災害でそれまであった道が消えてなくなり、町が孤立化し、物資を運搬したり回収したりできなくなってしまうのに似ています。

「人は血管とともに老いる」とよくいわれます。

実際に20代と70代を比較すると、毛細血管の平均4割はゴースト血管化して消えてしまうという説もあります。

肌の毛細血管がゴースト血管化すると、しわやたるみ、シミの原因になり、見た目も老け込みます。

年齢のわりにしわやたるみ、シミが目立つ老け顔の人は、ゴースト血管が多い可能性があります。

見た目の問題だけではありません。

肌の老化は体内の細胞の老化を意味しています。

心臓や脳など体の重要な臓器にも毛細血管が張り巡らされているので、それらの毛細血管がゴースト血管化すれば、さまざまな臓器の細胞も衰えているはずです。

２０１８年に『ＮＨＫスペシャル』でもゴースト血管について取り上げられ、日本中に大きな反響を呼びました。

番組では、「ゴースト血管スコープ」といわれる特殊な装置を使って、指先の毛細血管を観察する実験を行っていましたが、健康診断で特に「異常なし」だった人にもゴースト血管が多く見つかりました。

また、20～30代の若い世代にもゴースト血管化している人が一定数いるという結果も見られました。

番組では、**ゴースト血管が認知症や骨粗しょう症などのリスクを高めること**にも言及していました。

骨は一見堅固ですが、実は毎日のように壊されたり修復されたりして、新陳代謝を繰り返しています。

しかし、骨を作るのに欠かせないカルシウムなどの栄養素を届ける毛細血管がゴースト血管化すると、骨の修復がうまくできなくなり、骨粗しょう症につながります。

ドイツのマックス・プランク研究所によると、**骨粗しょう症のマウスの毛細血管の大半は、ゴースト血管化**していたそうです。

毛細血管は認知症にも関連しています。

毛細血管は認知症の一種「アルツハイマー病」の原因物質といわれる「アミロイドβ」を排出する役割も担っているからです。

健康な毛細血管なら、アミロイドβは速やかに排出されますが、ゴースト血管化すると、アミロイドβが脳からうまく排出されずに蓄積してしまうため、アルツハイマー病に

副交感神経が優位な状態

毛細血管のすみずみまで
血液が行き渡る

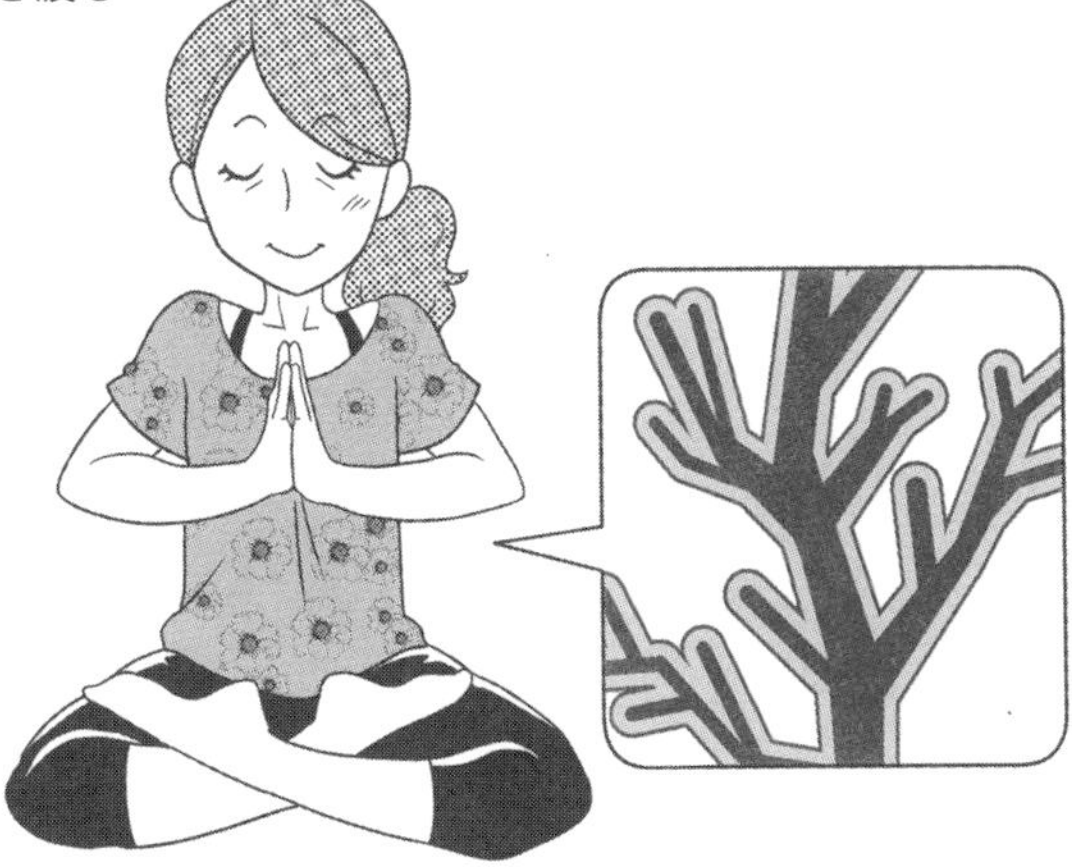

交感神経が優位な状態

毛細血管に血液が届かず
ゴースト血管化する

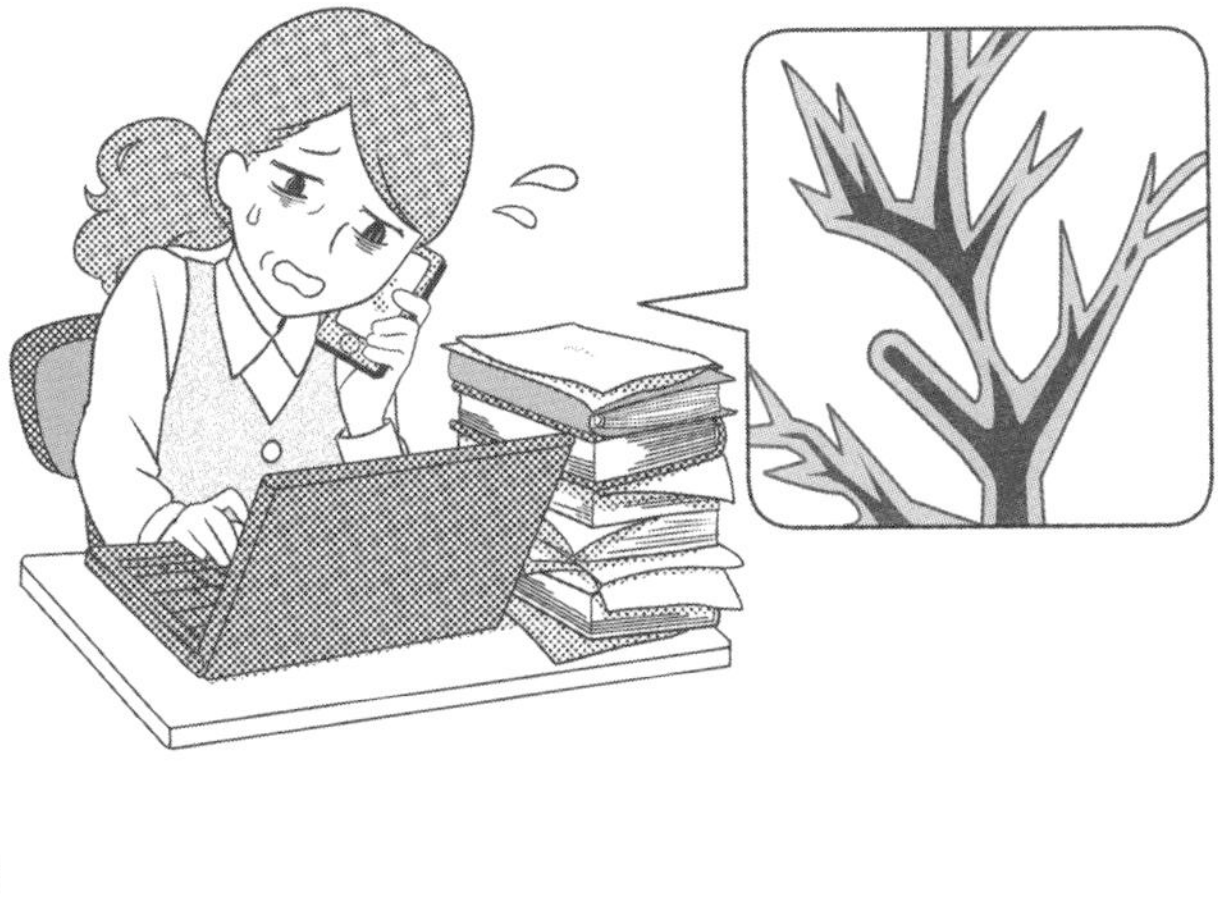

なる危険性が高まるといわれています。

このように、ゴースト血管は全身を老化させる原因になります。

幸い、毛細血管に血流が戻れば、ゴースト血管を再生させることが可能です。

つまり、血流をアップさせてゴースト血管を蘇らせることこそが、アンチエイジングの早道なのです。

降圧剤は毛細血管の敵!?

高齢になって毛細血管が大きく減少してしまうと、多少血圧が高くなければ栄養の供給も老廃物の回収も、代謝そのものも正常に機能しなくなります。

ゆえに、高齢になるにつれて血圧が高くなるのは当然なのですが、今の日本では年齢を問わず血圧１３０mmHg以下が適正とされています。そのため、高齢者の多くが薬で血圧を下げているのが現状です。

しかし、安保徹先生は、血圧は年齢やその人それぞれの身体の状況で必要な圧力があるので、高齢者が必ずしも１３０mmHｇ以下に管理する必要はないとおっしゃっていました。

なぜなら、身体が必要としている血圧を一律１３０mmHgで管理して強制的に下げてしまえば、毛細血管が硬化してゴースト血管化が進むからです。

必要以上に血圧を下げて心臓より上の脳に血液を送れなくなれば、脳梗塞や認知症のリスクが高くなってしまいます。

高齢者で降圧剤を常用されている方は、ぜひご一考ください。

心臓や脾臓はがんにならない理由とは?
——高体温ががんを遠ざける!

がんになる人が2人に1人といわれる時代ですが、「心臓がんになった」という人は1人もいません。

心臓以外にも脾臓もがんはないのです。これらの部位はいずれも他の臓器より0・5度ほど温度が高いからです。

逆に温度の低い肺、乳房、胃腸、大腸、子宮、前立腺などはがんになりやすいといえます。これには酸素を使ってエネルギーを取り出す「ミトコンドリア系エンジン」(第2章参照)が深く関わっています。

ミトコンドリアは人間だけでなく、あらゆる生き物の細胞の中にあります。

１つの細胞に、平均３００～４００のミトコンドリアがあり、体重の約１割を占めています。

実はミトコンドリアはもともと生物の中にあったわけではなく、どこから発生したかは科学的に謎のままです。

「宇宙から来たのではないか？」という説を唱える人もおり、生物学会でも「エイリアン」と呼ばれています。

ミトコンドリアが生物の細胞と共生するようになったのは、地球上に酸素が生成された10～12億年前頃ではないかと考えられています。

まだ地球に酸素がなかった頃、地球上の生物は分裂型の細胞からなるアメーバ状態で、酸素なしで糖を分解してエネルギーを作る、解糖系エンジンというエンジンを持つ生物でした。

やがて、地球に酸素が生まれ、この酸素を使ってエネルギーを生み出す非分裂型の生物「ミトコンドリア」が誕生しました。

ミトコンドリアが解糖系エンジンの分裂型の微生物に寄生すると、その微生物は分裂をやめて酸素を消費することで大型生物に進化し、活発に動くようになりました。

これによって魚類、両生類、爬虫類、鳥類、哺乳類、そして人類と、多様な生物の誕生をもたらしたのです。

ミトコンドリアは人間の心臓、脾臓、赤筋の温かい組織の細胞に数多く存在しており、いずれも酸素を多く含んだ赤い色をしています。心臓や脾臓、赤筋ががんにならないのは、**ミトコンドリアで酸素を燃やして高温を発しているから**と考えられています。

また小腸もがんになりにくい臓器ですが、これは食事を消化するために絶えずぜんどう運動をしていて、常に熱を持っているためだと考えられます。

逆にがんになりやすいのは、ミトコンドリアがなく、無酸素で働く解糖系エンジンでエネルギーを作り出している温度が低い臓器や部位（肺、乳房、胃腸、大腸、子宮、前立腺など）です。

つまり、**がんは温度が高い部位には発生せず、温度が低い部位だけに発生するのです。**

「がんは低酸素・低体温の状態が日常化した時に生まれる」
「がんは10億年以上前の分裂型細胞の先祖返り」
――安保徹先生は講演会でよくそんなお話をされていました。

先生は、低酸素・低体温の部位にがんができるのは、アメーバ時代の分裂型細胞へ先祖返りしているからではないかという興味深い仮説を立てていました。これは、１９３１年にノーベル生理学・医学賞を受賞したオットー・ワールブルクという科学者の発見を根拠にしたものと思われます。

この仮説がいつか証明されれば、がん治療の世界に新たな光が射すかもしれません。

最新のがん治療の現場では、がんを熱で死滅させる「温熱療法」が盛んですが、実は患部を温めて治す温熱治療法の起源は意外と古く、古代ギリシアの医聖ヒポクラテスの時代からあったといわれます。

放射線治療が普及する以前は、細菌ワクチンを注射して、38度以上の熱を２、３日出させることでがんを死滅させる治療が試みられていたこともあったほどです。

最新がん治療の現場で実施されている「腫瘍温熱療法（オンコサーミア治療）」は、がんが熱に弱いことを利用した治療法です。

がん細胞に低出力のラジオ波を当て、42度ほどに温めることで人間本来の免疫機能を活性化させてがん細胞を自殺（アポトーシス）に導くのです。

実際にこの腫瘍温熱療法でがんが消えた症例も多く、世界約35カ国で実施されています。


単純に高温で温めても、身体に備わった生体恒常機能によって熱を冷まそうとして血流が下がるため、かえって体温が下がってがんは消えにくいのではないか――という仮説を私は立てています。

ですが、わずか0.5度温度が高い心臓は、がんになりません。

つまり、血流をアップさせて、体温を36・5度以上にすることでも、がんは防げるのではないかと思います。

体温を上げるのに理想的なお風呂の温度は41度以下のぬるめの湯ですが、これについては、第4章で詳しくご説明します。

発熱した時に解熱剤を使うのは逆効果！
――薬の対処療法より、体温を上げて免疫を強化

ウイルスもそうですが、風邪やインフルエンザにかかると、発熱して体温が高くなります。
これはなぜかというと、免疫力を働かせてウイルスと戦うには、熱が必要だからです。

熱が出ると全身がけだるくなったり、節々が痛くなったりして、ただ横になっているだけでも辛くてたまらないものです。

つい解熱剤を飲んで熱を下げてしまう人も多いと思いますが、熱を下げると免疫力まで落ちてしまい、病気がかえって長引く可能性があります。

第2章で、白血球の中のリンパ球が増えた状態の時は、より免疫力が高い状態であるとお話ししたのを覚えていますか？

リンパ球は、NK細胞などとタッグを組んで細菌やウイルスと戦ってくれる頼もしい存在なのです。

風邪のひき始めで弱っている時は、リンパ球が減って免疫力がダウンしており、体温も下がっています。

リンパ球は体温が高いと増えるので、風邪のウイルスと戦ってくれるリンパ球を増やすべく発熱するのです。

発熱前にぞくぞく悪寒がするのは、筋肉を震わせて体温を上げようとしているからです。**悪寒も発熱も不快ですが、風邪が悪さをしているというより、身体を守るために必要な免疫を強化する一種の自己防御反応なのです。**

せっかく出した熱をわざわざ解熱剤で下げてしまうと、免疫を強化する戦闘部隊のリンパ球が増えないので、高熱の辛さはなくなるものの、なかなかウイルスをやっつけることができません。

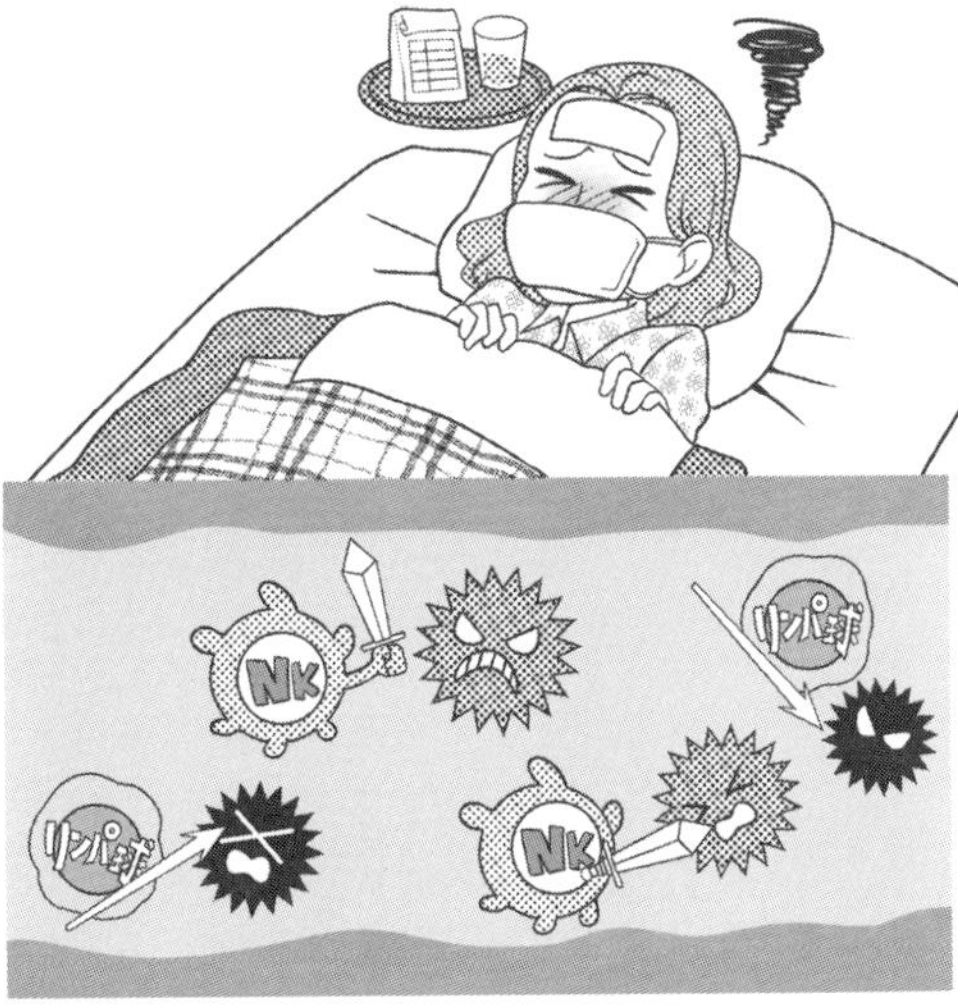

結果的に、風邪がずるずると長引いて、治ったとしても同じ冬に2度も引いてしまう結果になったり　風邪をこじらせてしまったりします。

風邪をひいた時は、抗生物質や解熱剤で無理に熱を下げようとせず、発熱によって体温を上げ、リンパ球を増やして免疫を強化し、自然治癒を待つほうが身体の負担は少ないのです。

解熱剤だけではなく、鎮痛剤やステロイド剤なども交感神経を刺激します。

それらの薬は、辛い症状を緩和するという対症療法としては役立つかもしれませんが、結果的に血流や体温を下げ、免疫力をダウンさせてしまうのです。

不眠に悩まされている人の中には、医療機関で処方される睡眠薬や、ドラッグストアで市販されている睡眠補助剤を常用している人も少なくありません。

しかし、**薬による睡眠は、正常な睡眠の脳波とは異なります。**

常用していると、薬がないとますます眠れなくなり、最終的には抗精神薬に頼らざるを得なくなり、うつになってしまう可能性もあります。

快眠のためにも、血流をアップさせて、体温を1度上げることを心がけましょう。そうすれば、入眠時に体温の下げ幅が大きくなるので、自然と深い眠りにつくことができるようになります。

高齢者は薬を解毒する力も弱く、副作用も大きくなります。血圧や血糖、コレステロールなどの数値を気にしすぎないようにして、できるだけ薬を減らしましょう。

体温が1度上がれば、免疫力が一挙にアップ！

第2章でご説明したように、免疫力アップに欠かせないリンパ球は、体温が36・5〜37度の高体温の時、最も理想的な比率になります。

体温が36・5度以上あれば、インフルエンザやウイルスなどにも負けない免疫力が得られます。

それによって身体に必要な酵素やホルモンを十分作り出すこともできます。自律神経のバランスも整って、心も身体も元気になり、抵抗力も高まります。

肌や髪にも栄養が行き渡って代謝がよくなるので、身体の内側からいきいき美しく輝いて若返ります。

体温が36・5度以上になるだけで、精神的にも肉体的にも美容的にも理想的な状態

となるのです。

逆に、体温が36・5度に満たず、35度台の低体温だと、精神面でも肉体面でも美容面でも、さまざまな不調に悩まされることになります。

体温が36・5度に満たず、冷え性を実感している人は、何よりもまず体温を1度上げることを目指しましょう。

「夜なかなか眠れない……」
「寝ても疲れが取れない……」
「更年期の症状が辛い……」
「風邪をひきやすい……」
「肌荒れが全然治らない……」
「便秘がひどい……」
「鏡を見るたびに老けた気がする……」

体温を1度上げるだけで、自己治癒力もアップするので、そんな悩みも自然に改善していきます。

栄養ドリンクを飲んだり、薬をあれこれ服用したり、高価な化粧品やサプリメントに頼らなくても、体温を1度上げるだけで、それ以上の効果を実感できます。

臓器の病気や、足腰の痛み、不眠、頻尿、眼病、肌荒れなどの根本原因は、血流低下による低体温です。

体温を1度上げることで、そうした不調が改善すれば、医療費や美容費にお金をかける必要がなくなり、経済的にも負担が少なくなります。

体温を1度アップするだけで、心身にもお財布にも優しいアンチエイジング効果が得られるのです。

体温1度アップ効果（1）

睡眠負債や蓄積疲労が改善

血流がアップし、体温が上がることで、最も大きく変わるのは、睡眠の質です。

日本は世界有数の睡眠不足大国といわれており、2019年のOECD（経済協力開発機構）の国際比較調査によると、日本人の睡眠時間は加盟国の中で最も短いという結果が出ました（次ページのグラフ参照）。

また、日本人の平均睡眠時間は、日本睡眠科学研究所のホームページによると、過去50年ほどの間に約1時間も減少しています。

寝具メーカーの東京西川が2019年に実施したインターネット調査では、日本人の半数以上に不眠症の疑いがあるという結果が出ています。

世界の平均睡眠時間の比較

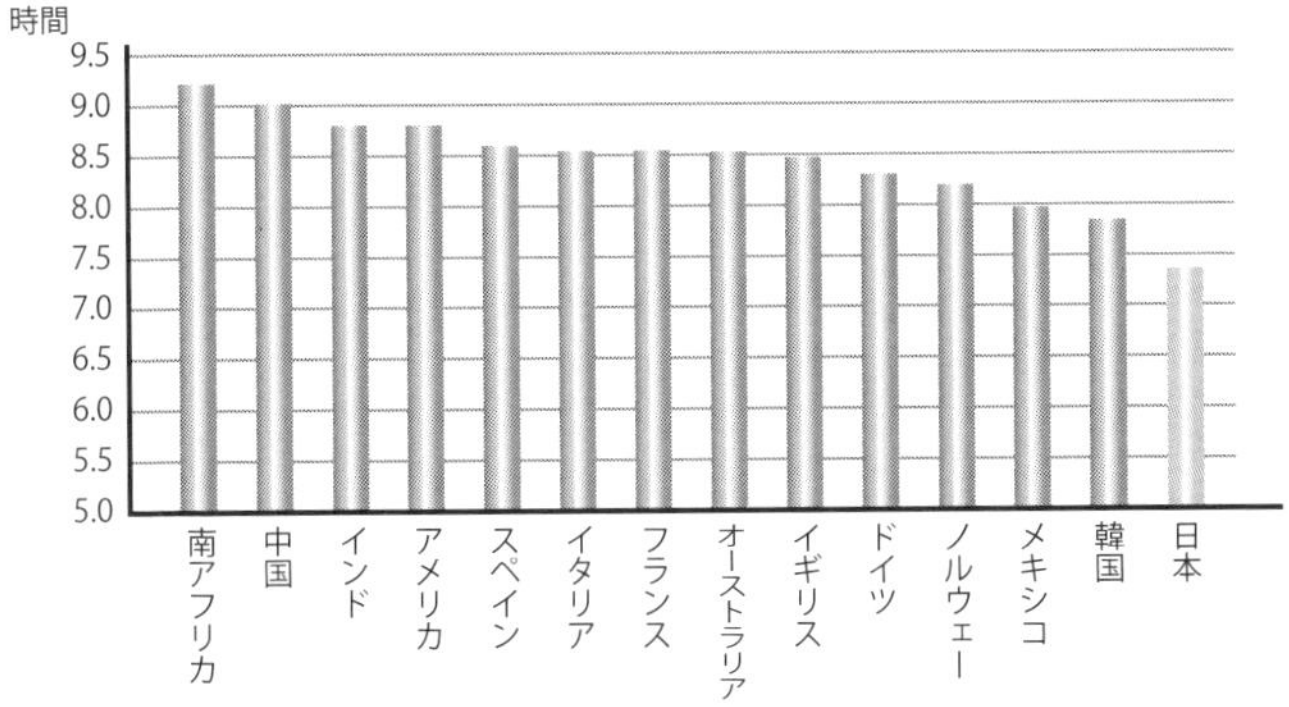

調査対象となった33ヶ国の中で日本はダントツで平均睡眠時間が短く、7時間半を下回っている。また、以前の調査に比べても、睡眠時間の減少が止まらない。
（OECD Gender data portal 2019より抜粋して作成）

「不眠＝国民病」といえる状況の中、厚生労働省でも不眠による生活習慣病リスクが指摘されています。

睡眠時間が足りず、眠りの質もよくない不眠状態が続いて、睡眠不足が借金のように溜まってしまうことを「睡眠負債」といいます。

睡眠負債が溜まれば、疲れもなかなかとれずに溜まっていくので、「蓄積疲労」につながり、さまざまな不調を引き起こす原因になっているようです。

また、繰り返しになりますが、化学物質や残留塩素による経皮毒も、交感神経を緊張させるので不眠を助長します。

人は眠る時に手足の表面温度が高くなり、そこから放熱して体の内部の温度（深部体温）が1度近く下がります。

それによって深いノンレム睡眠に落ちていき、高い熟睡効果が得られるのです。

つまり、1度近い体温の下げ幅がなければ、快く入眠できないのです。

不眠対策として、「睡眠時間の約2時間前に入浴して身体を温めましょう」と推奨されるのも、深部体温を上げておくことで、体温の下げ幅を大きくするためです。

冷え性の人は体温が低いので、体温の下げ幅が足りず、なかなか入眠できません。

しかし、体温が1度上がると、手足の表面から熱が放散できるようになり、スーッと眠りに入れるようになるのです。

ぐっすり快眠できれば、眠っている間に疲労も改善され、すっきり目覚められます。

体温を1度上げるだけで、睡眠負債も蓄積疲労も自然に解消できるのです。

体温1度アップ効果（2）

代謝が上がってメタボ改善

冷え性の人は、血行不良で代謝が悪くなるので、太りやすくなります。

生きていくために必要最低限のエネルギーを「基礎代謝」といいます。基礎代謝は、代謝の70％を占め、残り30％が運動代謝と生活代謝です。運動よりも、基礎代謝の影響がはるかに大きいのです。

同じものを食べても、基礎代謝が高い人より、低い人のほうが太りやすくなります。なぜなら、基礎代謝が低いと、食事から摂った栄養素が効率よく消費されず、脂肪として蓄積されてしまうためです。

脂肪が皮ふの下に溜まれば皮下脂肪がブヨブヨと厚くなり、内臓の周りに溜まれば、いわゆるポッコリお腹のメタボ体型になります。

日本人は欧米人よりも体質的に内臓脂肪が溜まりやすく、メタボリックシンドロームの該当者が全国に約971万人もいます。

さらに、一見メタボ体型には見えなくても、実は内臓脂肪がこってり付いている「隠れメタボ」も推計914万人もいるといわれており、女性のほうが男性の1・4倍も隠れメタボが多いといわれています。


メタボになると、動脈硬化や心筋梗塞をはじめとする生活習慣病を引き起こす大きな要因になります。

メタボ体型特有のポッコリお腹だと、猫背や反り腰といった悪い姿勢になりやすく、それによって筋肉や骨に負担がかかって、腰痛なども招きます。

また、内臓脂肪に胃腸が圧迫されることによる逆流性食道炎や、膀胱が圧迫されることによる頻尿などに悩まされる場合もあります。


こうしたメタボの悪循環を断ち切るためには、血流をアップさせて体内のミトコンドリアエンジンを働かせ、脂肪を酸素で燃焼させて体温を上げることが大切です。

体温が上がれば、基礎代謝もアップするので、溜まった内臓脂肪が燃焼してメタボ改善に役立ちます。

先ほど体温が上がると不眠の解消にも役立つとお話ししましたが、睡眠の質が上がると、食欲が増すホルモンが減少し、食欲が減退するホルモンが増加します。

食欲が抑えられれば、内臓脂肪が溜まるのを抑制することができ、さらなるメタボ改善に役立ちます。

メタボ体型が引き締まってスッキリ体型になれば、見た目も若返り、まさにいい事づくめです。

体温1度アップ効果(3)

更年期障害の悩みから解放

女性は40~50代の閉経前後から、冷えをはじめ、めまい、耳鳴り、頭痛、イライラ、肩こりなど、更年期障害の症状が現れてきます。

肉体的にも精神的にもさまざまな不調に悩まされるので、生活の質(QOL)も低下します。

そうした悩ましい**更年期障害の大きな原因は、血流障害**です。

20代~60代の女性の悩みのトップは肩こりです。

これは心臓から上の高い位置には血流が流れにくいためで、冷え性の方は特に肩こりや頭痛などの症状が強く出ます。

女性ホルモンの一種であるエストロゲンは、妊娠や出産だけでなく、体調全般に深くかかわっています。

更年期になるとエストロゲンが減少するので、特に交感神経が優位になりやすくなるのです。

交感神経が優位になると、血流が抑えられるので体温が下がり、冷えが進行します。それに伴って血流障害が起き、身体のあちこちに不調が現れます。

特に更年期には、何事も若い時のようにはいかなくなり、老化の不安が募り、仕事や家庭の悩みも大きくなり、自律神経が乱れる時期です。

そうしたストレスも交感神経を緊張させるので、血流障害に拍車をかけます。

更年期の症状を和らげる薬もありますが、薬も交感神経を刺激する原因になりますし、対症療法では根本解決にはなりません。

更年期障害を改善するための最も身体に優しい方法は、血流をアップして体温を上げることです。

体温が１度上がるだけで、更年期障害のさまざまな不快な症状が和らぐはずです。

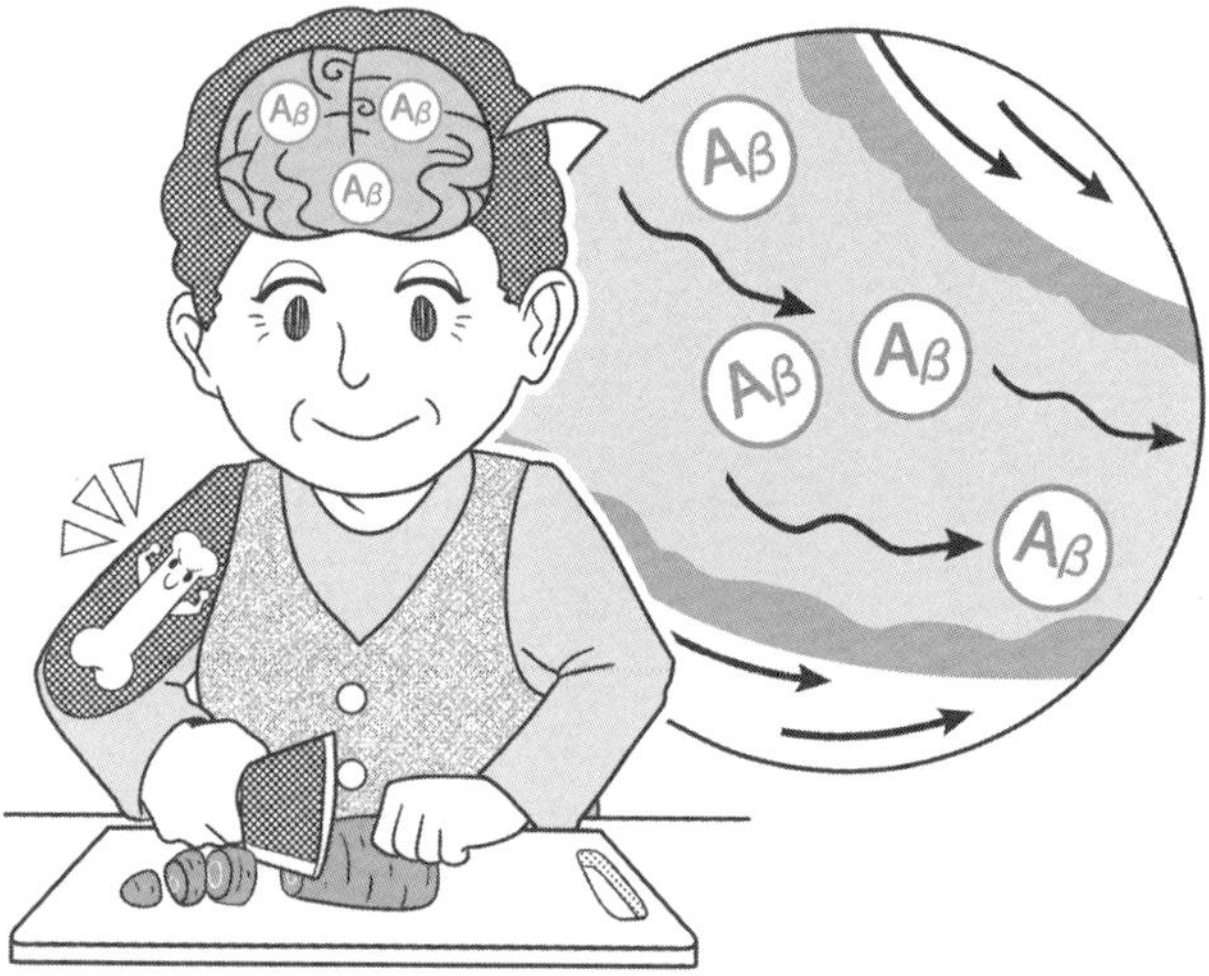

体温1度アップ効果（4）

アルツハイマー病を予防

毛細血管が失われてしまう「ゴースト血管」も、体温を1度上げるだけで血流が蘇り、毛細血管がみるみる復活します。

毛細血管が蘇れば、全身の細胞のすみずみにまで酸素や栄養素を送り届けることができるようになり、不要な二酸化炭素や老廃物もしっかり回収できます。

それによって、衰えていた臓器の機能も回復し、さまざまな不調が改善します。

認知症の一種「アルツハイマー病」の原因物質といわれる「アミロイドβ」も毛細血管からスムーズに排出されるので、アルツハイマー病の予防にも役立ちます。

さらに、毛細血管が骨の修復に必要なカルシウムなどの栄養素を行き渡らせるので、骨粗しょう症を防ぐのにも役立ちます。

体温と血流を上げて、ゴースト血管を改善するだけで、全身のアンチエイジングになるのです。

体温１度アップ効果（５）

肌や髪をいきいき輝かせる美容効果

体温が1度上がれば、血流アップによる美容効果も期待できます。

血流がアップすれば、肌や頭皮の細胞のすみずみまで栄養が行き渡ります。細胞のひとつひとつがいきいきして、ヒアルロン酸やコラーゲンが生成され、内側から輝くような透明感のある肌やツヤのある豊かな髪になります。

逆に身体が冷えて血流が悪ければ、外からどんなに高機能なスキンケアアイテムを塗り込んでも、効果は期待できません。できるだけ、オーガニックや無添加のものを選びましょう。

経皮毒も血流を下げ、体温を下げる一因になるので、化学物質の含まれたアイテムの使用が逆効果なのはもう言うまでもないことですね。できるだけ、オーガニックや無添加のものを選びましょう。

汗や皮脂、二酸化炭素、老廃物などを排出する肌は、大腸、腎臓、肺と並ぶ大切なデトックス器官のひとつです。

肌からのスムーズなデトックスを促して、みずみずしく健やかな肌を保つためには、皮下の毛細血管の血流が不可欠です。

体温を上げ、皮下の毛細血管の血流をアップすることは、どんなスキンケアアイテムにも勝る美容術なのです。

体温を1度上げるだけで、こんなにもいろいろな効果が得られるのです。

では、体温を1度上げるには具体的に何をすればいいのか――。

第4章では、誰でも簡単に体温アップできる画期的な新すぼら健康入浴スタイル「重炭酸温浴法」について詳しくお話しします。

第4章

お風呂につかるだけで体温アップ！新ずぼら健康入浴スタイル「重炭酸温浴法」の極意

湯たんぽや腹巻きで体温は上がらない！
——1番楽で即効性のある体温アップ方法とは？

「冬はヒートテックを二枚重ねにしても寒いので、腹巻きが欠かせない」
「夜は電気毛布や湯たんぽがないと、手足が冷えて眠れない」

冷え性でお悩みの方は厚着の人が多く、寝る時も電気毛布や湯たんぽが手放せないという人が少なくありません。

身体が冷えると免疫力が下がり、さまざまな病気を招く原因になるので、身体を冷やさないようにするのはとても大切なことです。

しかし、**腹巻きや湯たんぽなどの防寒アイテムでは、冷え性の根本的な解決にはなりません。**

なぜなら、どんなにモコモコと厚着をしたり、寝床をポカポカに暖めたりしても、一時的に温まるだけで、体温自体が上がるわけではないからです。

「じゃあ運動すれば、ポカポカ温まるのでは？」

それも一理あります。運動をして筋肉をつければ、血流がよくなるので、体温アップに役立ちます。

ただ、今日ちょっと運動すれば、翌日にぱっと筋肉がつくわけではありません。

「トウガラシやショウガなどの辛いものを食べれば、カーッと温まるのでは？」

確かに、トウガラシやショウガを食べるとすぐに身体が温かくなります。

しかし、実は**トウガラシや生のショウガはかえって身体を冷やしてしまいます**。

なぜなら、トウガラシを食べると、辛み成分の「カプサイシン」の作用ですぐに身体が熱くなりますが、汗が出ることで結果的に体温が下がってしまうからです。

また、生のショウガに含まれる成分「ジンゲロール」にも、体内の熱を取り除いて体表を温める作用があるので、身体を冷やすといわれています。

こうした辛いものがタイやインドなどの暑い国でよく食べられているのは、汗で体温を下げるためであるという説もあります。

では、どうすれば体温そのものを上げることができるのでしょう?

1番手っ取り早いのは「入浴」です。

といっても、ただお風呂にザブンとつかれば体温が上がるわけではありません。

体温を上げる入浴方法には、いくつかの「条件」があるのです。

それを集約したのが、本書のテーマである新ずぼら健康入浴スタイル「重炭酸温浴法」です。

熱い風呂は身体を冷やす!
——41度以下のお風呂に15分以上が理想的

「湯船につかるとすぐに熱くなって、さっさと出てしまう」

そんな「カラスの行水」タイプの人は、単に性格がせっかちというだけではなく、通常より体温が低い可能性があります。

なぜなら、**体温が低いと、それほど熱くないお湯でも「熱い」と感じてしまうので、あまり長くつかっていられないから**です。

一方、同じ温度のお湯でも、体温が高い人は「あったかくて心地よい」と感じるので、長くつかっていられます。

銭湯や温泉に行くと、1分もしないうちにサッサとお湯から出てしまう人と、じーっと10分以上お湯につかっていられる人がいるのは、体温が違うからです。


人によって快適に感じる湯温は異なりますが、一般的に**「自分の体温＋４度」が最も快適に感じる**といわれています。

例えば、あなたの体温が36度5分なら、＋4度の41度弱が「ちょうどよい！」と感じて快適に思えます。

けれど、体温が35度台なら、42度以上でないと「ぬるい……」と感じて快適とは思えないはずです。

体温が低いと42度以上の熱いお湯に長くはつかっていられませんが、体温が低い分、熱めのお湯を好む傾向があるのです。

日本の銭湯や温泉では、お湯の熱さも「おもてなし」のひとつと考えられており、あえて42度以上の熱め設定にしているところも少なくありません。

湯船が熱くないと、「ぬるすぎる！」とクレームになることもあるといいます。

「熱いお風呂に入ると、疲れがとれて、シャキッと元気になる！」

カラスの行水をする人の中には、そんな人もよくいます。

確かに熱い湯につかると交感神経が刺激されるので、心身が興奮して目が覚め、疲れがすっきりとれたような感覚になります。

しかし、それは残念ながら勘違い。**熱いお風呂はかえって自律神経を疲れさせることになるので、逆に疲労がたまってしまうのです。**

「齢をとったせいか、かなり熱いお湯でないとあったまらない」

という高齢者もよくいます。

お風呂での死亡事故と入浴温度の関係

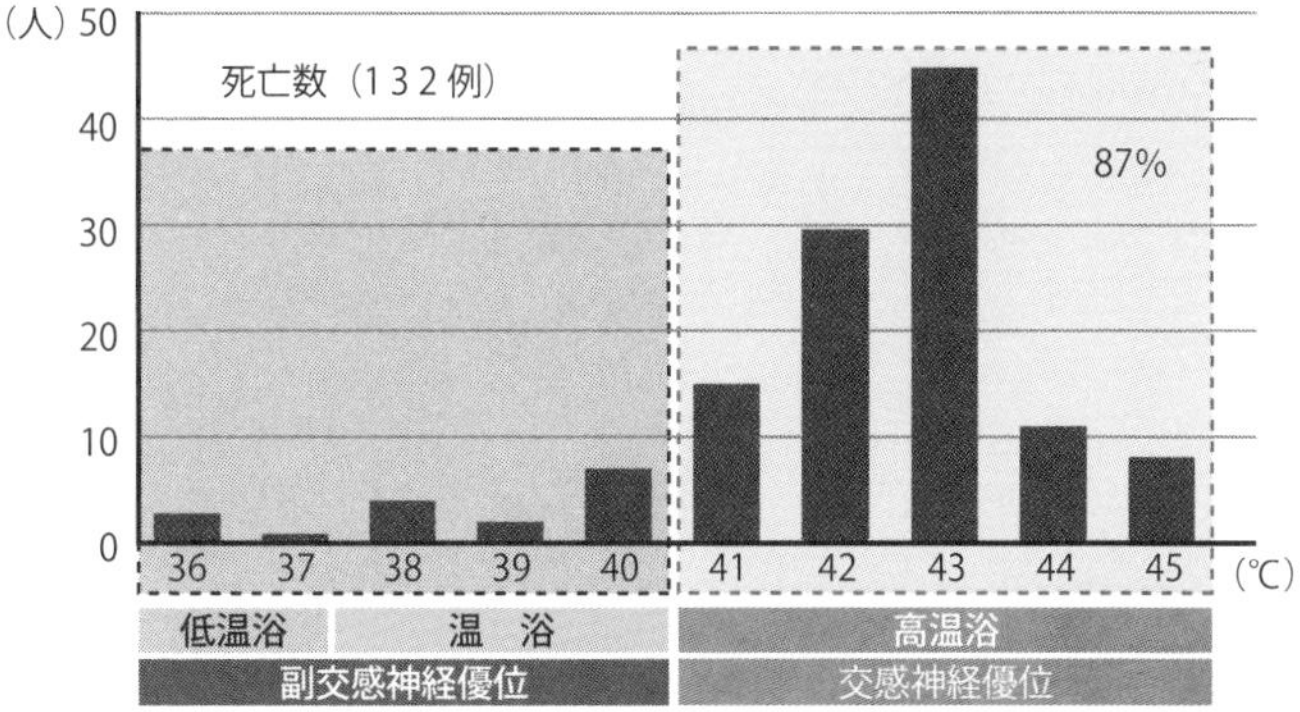

（出典）『炭酸泉は未来を描く』　浦川豊彦／著

高齢者が入浴中の事故で亡くなる件数は、交通死亡事故の３倍にも及ぶ。死亡事故のほとんどは、交感神経が優位になり、血管が収縮し、血圧にもストレスがかかる41度以上で起こっている。

加齢で体温が下がるので、特に高齢者は熱い湯に入りたがる傾向があるのです。

しかし、高齢者が冬場に熱めのお湯につかるのは大変危険です。

なぜなら、冬場の寒い脱衣場から、熱い湯船にいきなりザブンとつかると、血圧がガクンと低下し、急激な温度変化で身体がダメージを受ける「ヒートショック」が起こりやすくなるからです。

実際、厚生労働省の人口動態統計によると、65歳以上の高齢者の浴槽での溺死者数がここ十数年で激増しており、特に死亡事故が多いのは、42度以上の高温浴です。

42度以上の高温浴では、交感神経が緊張し、血管が収縮して血圧に負荷がかかります。特に冬は湯船に首までつかるので、水圧や浮力で血液が心臓より頭部に押し出されますが、湯船から出ようとして立ち上がると、水圧が低下して血液が頭部から一気に下がり、クラッとめまいがして倒れます。

そのまま気を失ってしまうと、湯船で溺れてしまうという事故につながるのです。

こうした事故を防ぐためには、熱い湯船から出る時は、洗面器に水を入れて手先を冷やしましょう。そして、頭を低くした姿勢でゆっくり立ち上がることをおすすめします。

「カラスの行水タイプの人は、体が冷えていて免疫力が低い」
「健康のためには、ぬるめの湯にゆったりつかる」
——これも免疫学の権威である安保徹先生が大切にされていた持論です。

体温を上げるためには、交感神経を刺激する42度以上の熱いお湯ではなく、副交感神経を優位にする41度以下のぬるめのお湯がよいのです。体温に近い温度(36〜39度位)

のお湯につかることを不感温浴といいますが、これが最も長く入浴できる最適な温度とされています。
入浴によって副交感神経が優位になると、血管が拡張して血流がアップし、代謝がよくなり、体温が上がります。

安保先生の「体温免疫力理論」をベースにした新ずぼら健康入浴スタイル「重炭酸温浴法」でも、体温アップのために**41度以下のぬるめのお湯に15分以上ゆったり長湯すること**を推奨しています。

「ぬるいお湯につかるより、岩盤浴のほうがあったまるのでは？」と思う人もいるかもしれませんが、岩盤浴でポカポカするのは一時的なものです。
なぜなら、岩盤浴のように42度以上の熱源で身体を温めると、体温を一定に保とうとする生体恒常機能の働きによって、血管が収縮して身体を冷やそうとするからです。

つまり、**お風呂でも岩盤浴でも、熱いよりぬるいほうが、身体が血流を上げて温ま**

ろうとするのです。

第3章で、35度台の低体温から36度台に体温をたった1度上げるだけで、さまざまな健康効果があることをお話ししましたね。

入浴方法についても、41度以下と42度以上のわずかな違いで、健康状態に大きな差が出るのです。

「熱いお湯にカラスの行水」が習慣になっている人は、まず「ぬるめのお湯にゆったり長湯」を心がけるようにしましょう。

入浴習慣を変えるだけで、いくつになっても、体温を上げることが可能なのです。

体温アップの決め手は「重炭酸イオン」
ドイツに学ぶ「重炭酸温浴」の知恵

「温泉に入ると、身体の芯まで温まって湯冷めしない」とよくいわれます。実際に旅先

温泉の種類によって効果は大きく違う

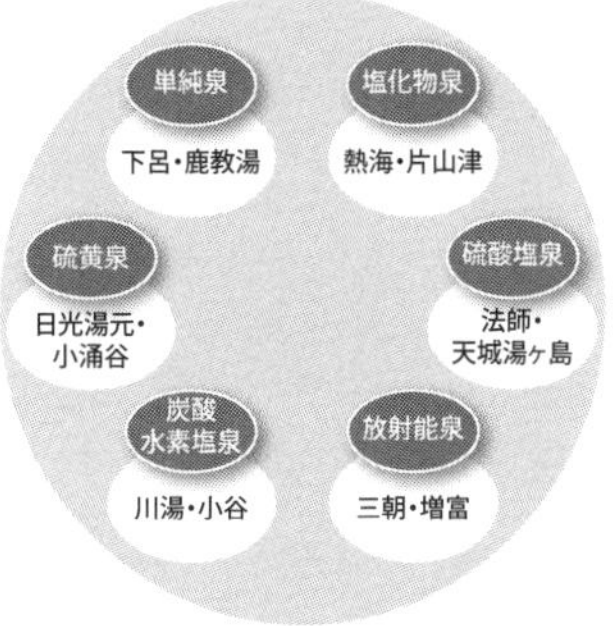

温度やミネラル成分、放射線などの効果で温めるため、低温の湯では身体が温まりにくい。

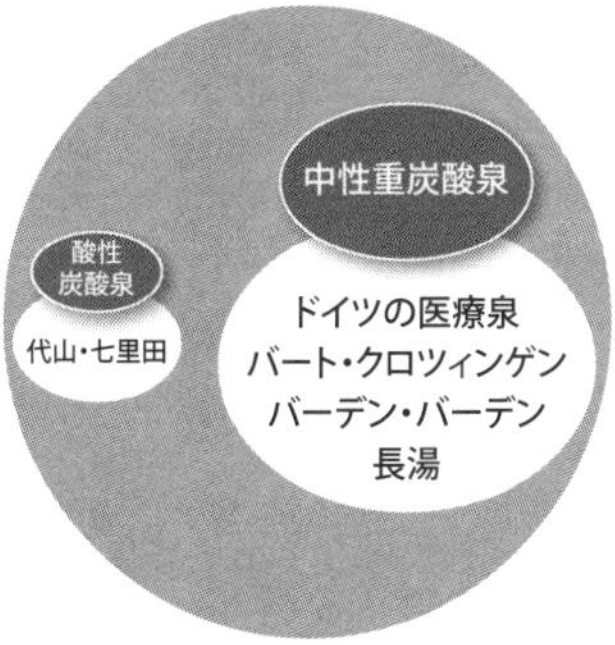

一酸化窒素 NO が血管を拡張して、血流を促すため、低温の湯でも身体がポカポカと温まる。

などで温泉に入って、そう感じたことのある人も多いでしょう。

日本の温泉は、「単純温泉」「塩化物泉」「硫酸塩泉」「硫黄泉」「炭酸水素塩泉」「炭酸泉」「放射能泉」などに大きく分類されています。

これらの中で、**医学的に最も血流アップや体温アップに効果があるのは、炭酸ガス（二酸化炭素）が含まれた天然の「中性重炭酸泉」**です。

日本の炭酸泉には、「長湯温泉」（大分県）をはじめ「有馬温泉」（兵庫県）、「塩沢温泉」（岐阜県）、「みちのく温泉」（青森県）、「薬師温泉」（北海道）などがあります。

その中でも「日本一の炭酸泉」として知られる長湯温泉は、後ほど詳しくお話ししますが、本書のテーマである新すぼら健康入浴スタイル「重炭酸温浴法」と密接なかかわりがあります。

日本は活火山が多く、源泉の温度が高いことから炭酸ガスが放出されてしまうので、炭酸泉の温泉は限られています。

一方、ヨーロッパはその地形・地層の関係で天然の炭酸泉の温泉が多く、古くから自然炭酸泉を活用したスパ文化が根付いています。

中でも炭酸泉がわき出る温泉が50か所以上もあるドイツの「クアオルト（健康保養地）」には、医師が常駐しており、多くの人たちが病気治療や体質改善を目的に訪れています。**医療先進国のドイツでは、こうした温泉による自然療法も健康保険の対象**になっているのです。

では、なぜ中性の炭酸泉は医学的に認められるほどの健康効果があるのでしょうか？

その決め手になるのが、炭酸泉の有効成分である「重炭酸イオン」です。

「えっ、炭酸泉に含まれているのは炭酸ガスじゃないの？」と不思議に思われるかもしれませんね。

実は、天然の炭酸泉で効果の高い有名な温泉ほど中性（pH《ペーハー》が６強～７弱）の湯が多く、**酸性の「炭酸ガス」の大半は中和され、中性の「重炭酸イオン」となって炭酸泉の中に溶けている**のです。

一般的には「炭酸泉」と呼ばれていますが、中性の重炭酸イオンが溶け込んだ炭酸泉は、正確にいうと「重炭酸泉」なのです。

重炭酸泉は、地下の炭酸ガスが中性の地下水に溶解して中和され、重炭酸イオンと水素イオンに解離して湧出する中性の温泉です。

重炭酸泉につかるだけでNO《エヌオー》が分泌され血流が一気にアップ

重炭酸泉につかると、お湯の中に含まれている有効成分の重炭酸イオンが、肌の皮脂腺から体内に吸収され、毛細血管内に入って血液に溶け込みます。

「お湯につかるだけで、そんなに簡単に有効成分が肌から血液に溶けるものなの？」と疑問に思われるかもしれませんね。

しかし、私たちが当たり前のようにかく汗も、皮下の毛細血管から汗腺や皮脂腺を通って出てきたもので、肌の表面は毛細血管とつながっているのです。

有効成分の重炭酸イオンも、汗腺や皮脂腺から毛細血管に到達して吸収されます。**重炭酸イオンは血管や血液と同じ中性なので、血液にも溶け込む**と考えられます。

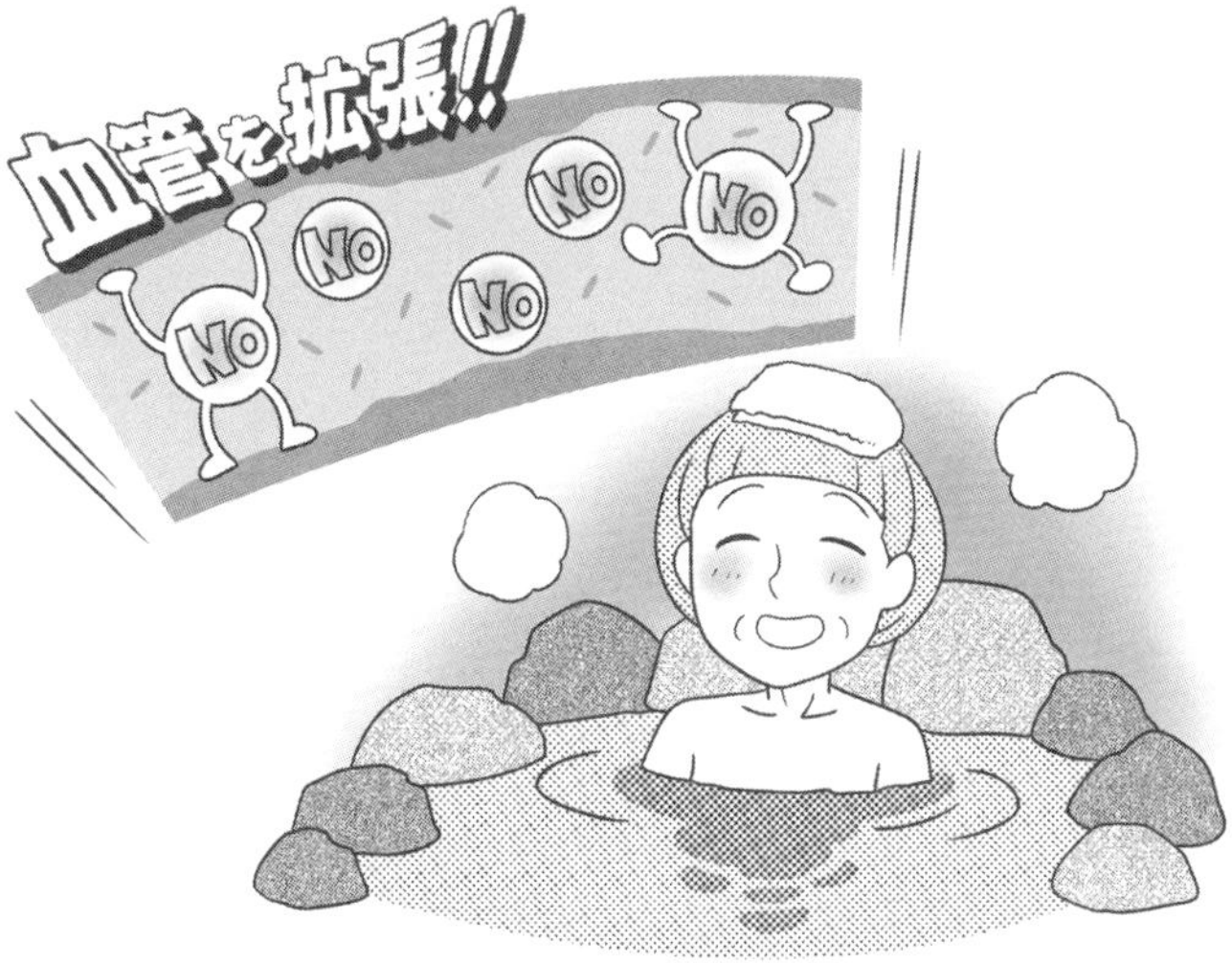

重炭酸イオンが血液中に増えると、体内のバランスを図る生体恒常機能が作動して、体内センサーが素早く反応します。

「重炭酸イオンの濃度が酸素より高くなってきたぞ～！　じゃあ、血液を早く肺に回して酸素を取り込もう！　重炭酸イオンと酸素のバランスを一定にしよう！」

そうした反応によって、血管の内壁に血管拡張ホルモンの「NO《エヌオー》（一酸化窒素）」が分泌されると、血管が拡張して血流が一気にアップするのです。

この時、心臓の脈拍を上げて酸素を血液中にとり込むのではなく、肺の吸収を活発にして酸素をとり込むので、脈拍や血圧は上がらず、心臓にも負担がかかりません。

NO《エヌオー》は毛細血管を柔軟にして動脈硬化や心筋梗塞、脳梗塞の予防に役立つので、ドイツでは重炭酸泉が「心臓の湯」とも呼ばれているのです。

ここで気をつけなければならないのが、先ほどお話ししたお湯の温度です。

もし42度以上の熱いお湯に入ってしまうと、交感神経が優位になって、肝心の血管が収縮してしまい、血管内皮にNO《エヌオー》が分泌されません。

体温アップのためには、血管を拡張させてNO《エヌオー》が分泌される41度以下のぬるめの湯に長めにつかることが必須条件なのです。

そうすれば、副交感神経が優位になり、毛細血管の血流だけが穏やかにアップし、老廃物のデトックスや代謝がスムーズに行われるので、疲労も回復します。

NO《エヌオー》が分泌されて血管が拡張することで、血管が柔軟になるので、加齢で衰える血管のアンチエイジングにも役立ちます。

41度以下の重炭酸泉にゆったりつかるだけで、まるで有酸素運動（体内の糖質や脂肪などを酸素とともに消費する、ジョギングのような持続型の運動）をしたのと同じような効果が得られるといわれています。

本書でご紹介する新ずぼら健康入浴スタイル「重炭酸温浴法」は、まさにこのNO《エヌオー》の効果が最大限に得られる画期的な入浴方法なのです。

炭酸ガス入り入浴剤や人工炭酸泉風呂と重炭酸泉はまったく別もの

「泡がシュワシュワ出る炭酸ガス入り入浴剤も、重炭酸泉と似たようなものでは？」

「スーパー銭湯で見かける人工の泡が出る炭酸風呂と同じでしょ？」と思う方もいるかもしれませんね。

しかし、重炭酸泉と、炭酸ガス入りの入浴剤や機械で作られた人工の炭酸泉風呂とは少し違うのです。

なぜなら、**従来の炭酸入浴剤や人工炭酸風呂に含まれる炭酸ガスは「酸性」**なので、**中性の血管や血液に溶け込むことができず、血流や体温アップが期待できないから**です。実際に少しだけ身体が温まるのは、10％程度含まれる重炭酸イオンによるものです。

しかも、炭酸ガスは最大でも1リットルの水に1グラムしか溶けず、揮発しやすい性質なので、42度もの高い温度ではさらに空気中に逃げてしまいます。サイダーやラムネなどの炭酸水の気が抜けるのと同じように、お湯の中の炭酸ガスも空気中にどんどん逃げていってしまうのです。

炭酸ガス入り入浴剤は勢いよく気泡が出たり、いい匂いがして心地よく感じるかもしれませんが、炭酸ガスそのものに体温を上げる効果は少ないのです。

ちなみに、1948年に制定された日本の温泉法では、炭酸ガスが250ppm以上含まれていることが炭酸泉の条件であると定められました。

そう聞くと、「炭酸泉の有効成分は、やっぱり炭酸ガスなのね」と思いがちですが、そこに大きな落とし穴があります。

なぜなら、先ほどお話しした通り、**炭酸泉の有効成分は、医学的にも炭酸ガスではなく、重炭酸イオンだからです。**

血流＆体温アップの真の立役者は、水にも血液にも溶けにくい酸性の炭酸ガスではなく、「水にも血液にも溶けて、血行促進ホルモンNO《エヌオー》を分泌させる中性の重炭酸イオン」なのです。

温泉でも銭湯でも入浴剤でも、着目すべきポイントは炭酸ガスがいかにたくさん入っているかではなく、「重炭酸イオンがいかに多く存在するか」なのです。

「炭酸ガス入浴剤でも結構あったまるけどなあ」と思われる方は、市販の炭酸ガス入浴剤と重炭酸入浴剤を38度ほどぬるめのお湯にそれぞれ入れて、15分ほど首までじっくりつかって、実験してみてください。

炭酸ガス入浴剤では、ぬるいお湯だと身体がまったく温まらず、むしろだんだん寒くなってくるのを如実に感じるはずです。

もし今まで炭酸ガス入浴剤で温まると感じていたとしたら、それは42度以上の熱いお湯につかっていたからではないでしょうか？

一方、重炭酸入浴剤を入れたお湯に15分以上つかっていると、どんなに低い温度のお湯でも身体の芯から温まってきて、お湯から出てもポカポカが持続するのを実感するはずです。

論より証拠、ぜひ試してみてください！

加齢やストレスで減り続ける血行促進ホルモンNO《エヌオー》を簡単に増やすには？

本書の「はじめに」でもお話ししましたが、NO《エヌオー》の血管拡張による血行促進作用は、1998年にノーベル生理学・医学賞を受賞したアメリカのルイ・イグナロ博士に発見されました。

ヒトの体内で分泌されるNO《エヌオー》は、血管拡張作用のある狭心症の薬ニトログリセリン

年代別のNO《エヌオー》の産生能力と心血管病のリスク

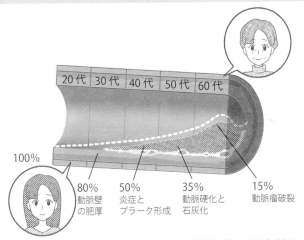

年齢に伴ってNOの産生能力は下がり、血行障害が起こりやすくなる。
それによって老化が促進され、動脈硬化や血栓のリスクが上がる。

にちなんで「体内ニトロ」とも呼ばれています。

体内ニトロであるNO《エヌオー》を自分の体内で豊富に分泌できれば、常に血行のよい状態をキープできるので、冷え性に悩まされることもなくなります。

残念ながら、NO《エヌオー》は30歳前後を境に分泌能力が急激に低下しはじめ、どんなに健康な人でも加齢とともにどんどん減少していきます。

また、近年の研究では、精神的なストレスによっても血管が劣化して、N《エヌ》O《オー》の分泌が低下し、成人病である動脈硬化や心不全などの心血管障害のリスクを高めるといわれています。

さらに、これまでたびたびお話ししてきたように、液体石けんやシャンプー、水道水の残留塩素、降圧剤などの常備薬など、日々無意識に触れている化学ストレスもNO《エヌオー》の分泌を低下させる要因になります。

特に女性は経皮毒の影響を受けやすいので、化学ストレスが蓄積しがちです。

また、高齢者やストレスの多い人ほど血流が悪くなって低体温になりやすいのは、体内でNO《エヌオー》が生成されにくくなっていることも大きく影響しているのです。

もちろん、生きている以上、加齢も日常的なストレスも避けることはできませんが、新ずぼら健康入浴スタイル「重炭酸温浴法」なら、誰でも簡単にNO《エヌオー》の生成を促すことができます。

ぬるめのお風呂にのんびりつかっているだけで、血行促進ホルモンNO《エヌオー》を増やして血流や体温を上げられるので、筋トレのようにがんばる必要もありません。

まさにずぼらしながら健康になれる、願ったり叶ったりの入浴方法なのです。

「重炭酸温浴法」のベースになった日本一の炭酸泉「長湯温泉」とは？

「重炭酸温浴法」と名付けたのは、日本一の炭酸泉で知られる大分県竹田市の「長湯温泉」の「重炭酸温浴」がベースになっているからです。

長湯温泉はドイツの温浴施設で利用されている自然炭酸泉と同質の重炭酸イオンが豊富に溶け込んだ泉質で、多くの研究者によってその効能が証明されています。

2016年度温泉総選挙「健康増進部門」で第1位に輝き、日帰り温泉「御前湯」は厚生労働省の認定を受け、医療費控除が適用されています。

長湯温泉で実施されたた当時のモニター実験結果によると、次のような変化があったことが報告されています。

「湯治のおかげで血糖値が低下した」
「湯治前より血圧が下がった」
「活性酸素が抑制された」
「皮ふの水分量が増えて潤いがアップした」
「通い続けるうちに、アトピーが改善した」

他にも、重炭酸イオンが豊富に溶け込んだ長湯温泉に入ると、血流が促進されて新陳代謝が活発になり、老廃物や痛みの元になる物質の排泄が促されます。

細胞を強力に保護する作用がある「ヒートショックプロテイン（ＨＳＰ）」が増えるという実験データもあります。

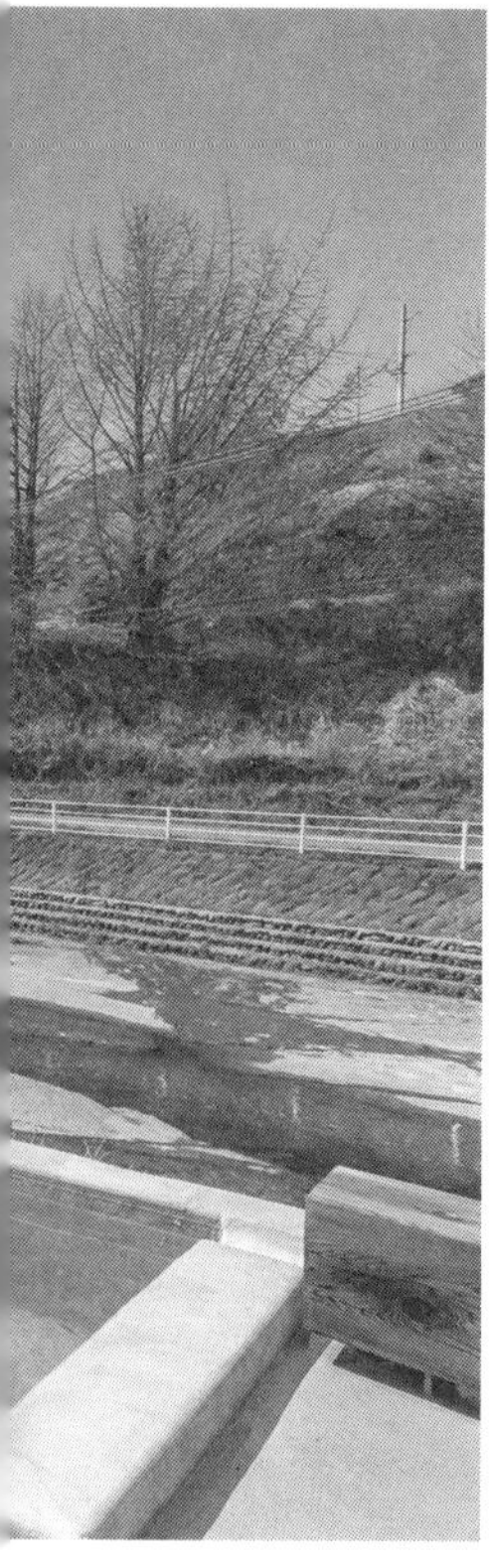

「飲んで効き　長湯して利く　長湯のお湯は
胃腸心臓に　血の薬」

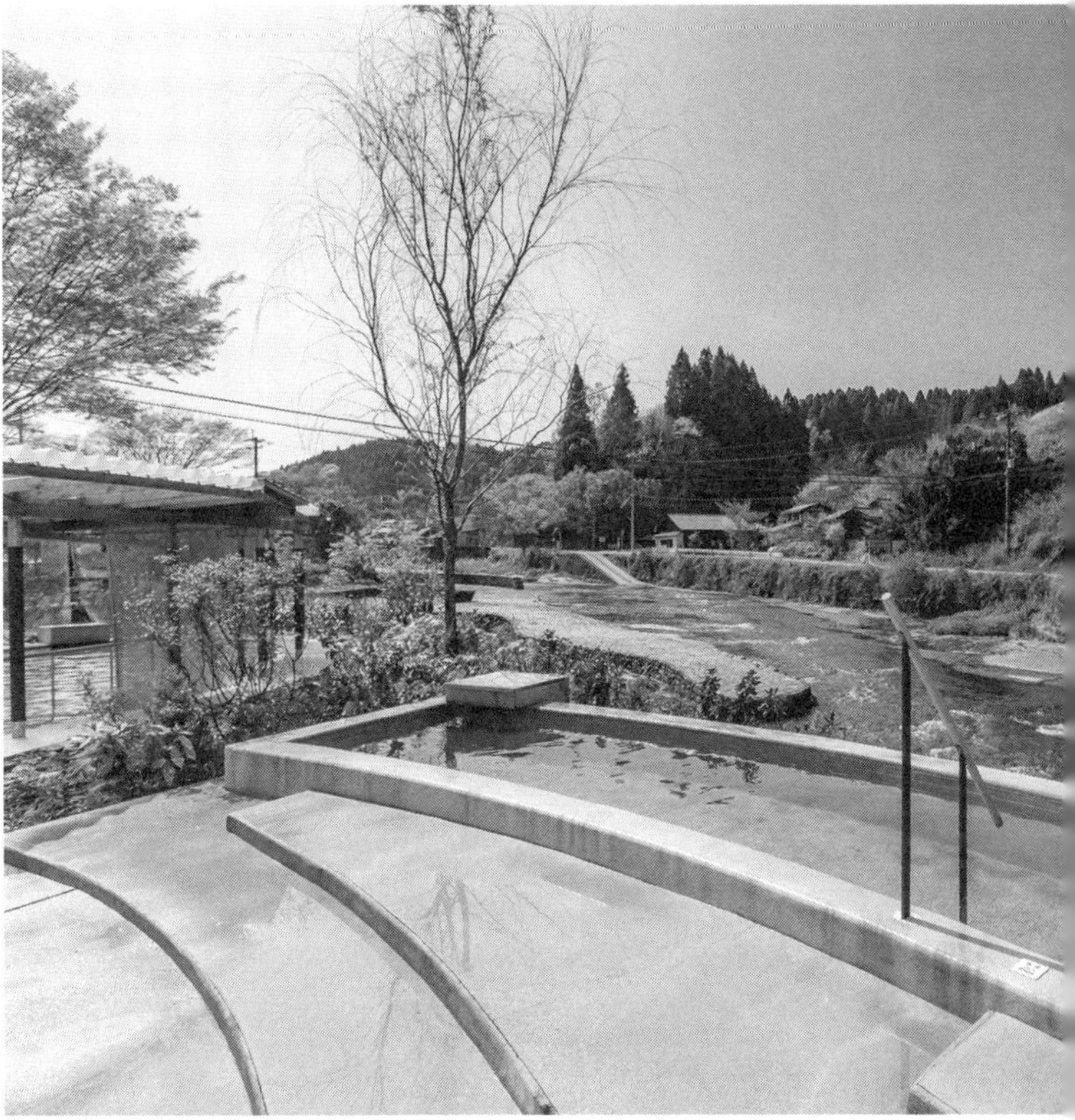

――これは、戦前にドイツで温泉治療学を学んだ九州帝国大学教授・松尾武幸博士の有名な句です。

温泉のお湯を飲むことで健康に役立てることを「飲泉」といいますが、長湯温泉のお湯は松尾博士が句に詠んだように、慢性消化器病や糖尿病、肝臓病にも適応するといわれています。

自宅でも長湯温泉のような重炭酸温浴が体験できる！

「ドイツや大分の長湯温泉まで行かないと、重炭酸温浴は体験できないの？」と思われるかもしれませんが、ご安心ください。自宅のお風呂でも、ドイツや長湯温泉と同じような重炭酸温浴を誰でも簡単に体験できます。

その際、1つだけご用意いただきたいものがあります。

それは市販されている錠剤型（タブレット状）の重炭酸入浴剤です。

●重炭酸入浴剤の「成分」を要チェック！

入浴剤を選ぶ時に必ず着目していただきたいのが、含まれている成分です。

重炭酸入浴剤の主成分は、「重曹」と「クエン酸」で、3つめの成分が、残留塩素をカットする「ビタミンC」です。色や香りやニオイなどの化学成分は一切入っていないもの

お湯の種類と血流アップ効果の関係

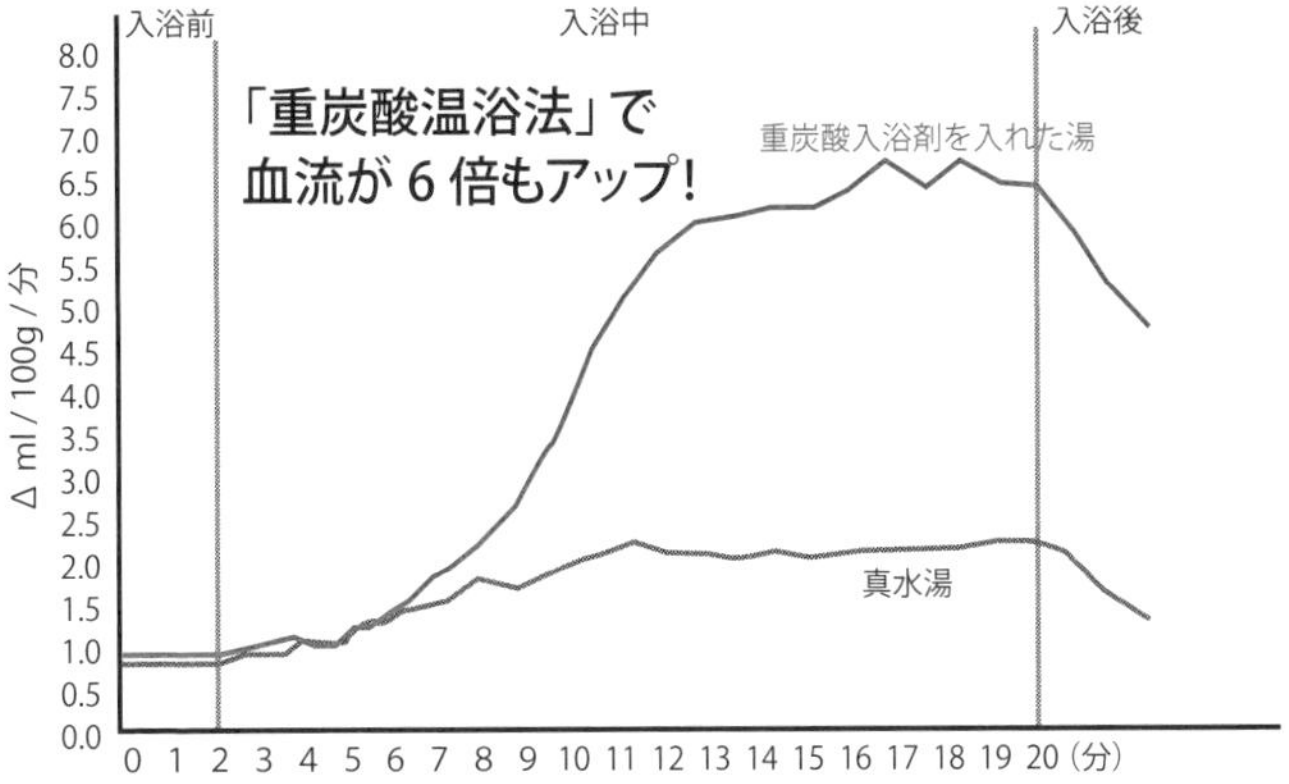

38 度の湯に重炭酸入浴剤を入れた場合と、何も入れない場合で、血流量の変化を調べた。その結果、重炭酸入浴剤を入れた場合には、入浴して 10 分を経過したあたりから血流が大幅に促進されることがわかった。

を選んでください。

重曹とクエン酸がお湯の中で反応すると、重炭酸イオンと水素イオンが発生し、血管を拡張させて血行促進ホルモンのN《エヌ》O《オー》分泌を促します。

重炭酸イオンは炭酸ガスの１００倍も水によく溶け、空気中にも飛びません。追い炊き機能のある浴槽なら、丸１日以上、同じ効果が持続します。

クエン酸はお湯の中でクエン酸ナトリウムになり、肌のきめを整えたり、毛穴をひきしめるのに役立ちます。ビタミン

Cの効果で、残留塩素の心配もありません。

ちなみに、リンゴ酸やコハク酸やフマル酸などは化学物質なので、それらが使われた入浴剤は避けましょう。最も安全な化合物の組み合わせは、重曹とクエン酸です。

●合成着色料や香料はNG！

「重炭酸温浴法」では、市販の炭酸ガス入浴剤は併用できません。

酸性の炭酸ガス入浴剤を中性の重炭酸入浴剤と一緒に混ぜると、重炭酸イオンの効果を半減させてしまうので、絶対に混ぜて使用しないようにご注意ください。


また、合成着色成分や合成香料が含まれた入浴剤も、一緒に使用しないでください。

肌は非常に面積が広いので、そうした化学物質も吸収してしまう危険があります。

今まで入浴剤の色や香りを楽しんできた方は、ちょっと物足りないと感じるかもしれませんが、血流をアップさせて体温を上げるためのお約束です。

無色無臭の重炭酸入浴剤なら、目に入っても痛くありませんし、赤ちゃんが頭からかぶっても安心です。

「重炭酸温浴法」の７つのお約束

「重炭酸温浴法」の効果を最大限に得るためには、７つのお約束があります。

1　お湯は41度以下のぬるめに設定

重炭酸入温浴にもっとも適した温度は、37〜41度のぬるめのお湯です。

真夏は28〜37度の微温浴や、水風呂もおすすめです。

42度以上だと「重炭酸温浴法」の効果がなくなるので、湯温設定の際にご確認ください。

ちなみに、ドイツの温泉リゾート地「バート・ナウハイム」の平均湯温は約37度です。「熱い湯がおもてなし」と考える日本人の常識からすると、かなりぬるめですが、ぬるめのほうが血流がアップして温まるのは前に説明した通りです。

猛暑の夏には、体温より低い温度のぬるめの湯をお試しください。熱中症や睡眠障害の予防に役立ちます。

2　全身浴を15分〜1時間

重炭酸入浴剤の錠剤を湯船のお湯に投入すると、細かな炭酸ガスがフワーッと発生しますが、お湯は透明なままで匂いもしません。

お湯に手を入れると、肌の表面にこの泡がつきますが、この炭酸ガスの泡はすぐに中和されて、中性の重炭酸イオンと水素イオンになってお湯の中に溶け込みます。


投入する錠剤の数は、商品によりますが通常2〜4錠が適量です。

重炭酸入浴剤は毛細血管の量に比例して効果が高まるので、毛細血管の多い若い人は錠剤の数が少なくてもポカポカ効果を実感できます。

毛細血管が減少している高齢者は3〜4錠が目安ですが、重度の冷え性の方は5錠投入してもOKです。

アトピーの方や汗の出にくい方などは、血流がアップして温まりすぎたことで、かゆみが増したり、赤くなったりする場合がまれにあります。そのときは、錠剤の数を１錠に減らして、数日慣らしてから、錠数を増やすようにしてください。

錠剤の数に比例して重炭酸イオンの濃度も高くなりますが、５錠より多く入れる必要はありません。１錠ではＮＯ《エヌオー》を分泌させるには少なすぎますが、１錠でも塩素を完全にカットするので、副交感神経を優位にするリラクゼーション効果があります。

錠剤がある程度溶けたら、かけ湯をしてから湯船に入ってください。泡の発生が終わってから時間が経っても、同じ効果で入浴できます。

お湯につかる際は、半身浴ではなく、首まですっぽりお湯につかる「全身浴」がおすすめです。**湯船にどっぷりつかって浮力と水圧を全身に受けると、重力のストレスから解放され、まるで宇宙遊泳しているような快さを体感できます。**

ドイツの温泉や長湯温泉には首までつかれる重炭酸泉のプールがありますが、１ｍほどの深い全身入浴プール等で重炭酸温浴をすると、ダイエット効果も期待できます。

足首やふくらはぎに十分な水圧がかかり血流が心臓や頭部に押し出されると、生体恒常機能が働いて代謝が自然に上がるので、全身浴をするだけでダイエットになるのです。ぬるめのお湯なら、全身浴でも心臓に負担がかかりすぎる心配がありません。

熱いお湯に慣れている方は「ぬるすぎる」と感じるかもしれませんが、15分以上つかっていると、血流がアップして、身体の芯からポカポカしてきます。**お湯には必ず10分以上、できれば15～20分ほどつかってください。頑固な冷え性にお悩みの方は、30分以上つかることをおすすめします。**30分以上じっくりつかっていると、どんどん元気が増してくるのを実感できるはずです。

逆にカラスの行水では「重炭酸温浴法」の効果が得られないので、重炭酸入浴剤が無駄になってしまいます。

時間が許せば1時間以上じっくり長湯したり、1日に何度入ってもかまいません。**理想的な「重炭酸温浴法」は、41度以下のぬるめのお湯に1時間たっぷり全身浴する**ことです。長時間入浴する際は、十分な水分補給も忘れないようにしましょう。

3　液体石けん＆シャンプーを使わない

「重炭酸温浴法」の血流アップ効果を最大限に得るためには、界面活性剤入りの液体石けんやシャンプー、リンスなどを一切使用しないことをおすすめします。

これまで繰り返しご説明している通り、液体石けんやシャンプーは交感神経を刺激し、血流を低下させるので、せっかくの重炭酸温浴の効果が半減してしまうからです。

重炭酸イオンの溶け込んだお湯は、液体石けんやシャンプー以上に清浄効果が高いので、古い角質も溶解してはがれ落ちます。

肌や髪の汚れやニオイの原因は、長年の間に溜まった毛根に残ってしまった化学洗剤では落とせないミネラル皮脂汚れですが、重炭酸イオンはミネラル皮脂も簡単に落とします。お風呂につかるだけで、肌も頭皮も毛穴まできれいになり、ニオイも洗い流されるのです。

さらに、**重炭酸イオンやビタミンCが水道水の残留塩素も中和してくれるので、肌に優しい湯ざわりになます。**

液体石けんやシャンプーを使わなければ、体が本来持っている保湿成分も奪われないので、肌や髪が乾燥する心配がありません。また、髪の毛のキューティクルも洗浄で荒れることがないので、ツヤが出ます。

敏感肌やアトピー性皮ふ炎でお悩みの方にもおすすめです。

湯上り後も髪がしっとりとりうるおうので、リンスやコンディショナーも必要ありませんし、最後に普通のお湯で洗い流す必要もありません。

重炭酸入浴剤の入った湯船からそのまま上がってください。

「洗髪後に何もつけないのはどうしても気になる……」という方は、オーガニックのコンディショニングオイルなどをお使いください。

4　入浴中は頭を休める

長時間入浴していると、時間を持て余してついあれこれ仕事のことを考えたり、時間を有効活用しようと本や雑誌を読んだりして情報収集するという人がいますが、それも交感神経を刺激します。

副交感神経を優位にして血流をアップするためには、入浴中はできるだけ頭を休めてゆっくりリラックスする時間を過ごすようにしましょう。

浴室でゆったり動画を楽しむ程度であればかまいません。

5　就寝の2時間前に入浴する

重炭酸温浴はいつでも何度でも好きな時間に楽しめますが、就寝する約2時間前に入浴するのが理想的です。

重炭酸温浴をすると、副交感神経に自動的にスイッチが入って血流が上がり、身体の芯までポカポカしてきて、深部体温が上がります。

入浴後2時間ほどすると、今度は手足がポカポカしてきます。

すると、皮ふの表面から熱が次第に放散し、それに比例して深部体温や脳の温度が徐々に下がっていきます。

深部体温が下がって、体表面との温度差が大きくなると、自然に眠気を感じるので、スーッと気持ちよく眠りに落ちることができます。

入眠して最初の90分間のノンレム睡眠が深いほど、成長ホルモンの分泌が促され、細胞が修復して疲労の回復度も大きくなります。

ぐっすり質の高い睡眠が得られるので、翌朝もスッキリ目覚められます。

6　シャワーや足湯・手浴もOK

できれば湯船にゆったりつかるのが最も効果的ですが、重炭酸温浴の場合はシャワーを浴びるだけ、足湯や手浴だけでも、血流アップ効果や清浄効果が得られます。

重炭酸入浴剤の錠剤を入れられるシャワーヘッドにすれば、水道水の残留塩素を中和して瞬時に除去でき、重炭酸イオンのシャワーに変えることができます。

湯船に重炭酸入浴剤を入れた時と同様に、液体石けんやシャンプーを使わなくても、汗や頭皮の汚れ、ミネラル皮脂汚れをしっかり溶かして洗い流し、あらゆるニオイを除去してくれます。

専用シャワーヘッドが用意できない場合も心配はいりません。１００円ショップなどに売っている小さめのネットを用意しましょう。その中にタブレットを1錠入れて、シャワーヘッドに取りつけるだけでＯＫです。

ただ、湯船に溶かした重炭酸入浴剤は、重炭酸イオンが24時間はそのままお湯に溶け込んでいますが、シャワーヘッドに重炭酸入浴剤を入れた場合は、シャワーから全部流れ出てしまいます。錠剤が溶けて完全に見えなくなった段階で重炭酸イオンのお湯ではなくなるので、追加の錠剤をセットしましょう。

浴槽の中で重炭酸シャワーを浴び、こぼれたシャワーのお湯を貯めて足湯などに利用することもできます。

ひざ下だけお湯につける「足湯」で重炭酸温浴をする場合は、足をつけられるポリバケツなど深めの容器（10〜30リットルほど）に、お湯を張ってください。**足湯ではお湯が冷めやすいので、41度より高めのお湯を入れてもかまいません。**

重炭酸入浴剤を1錠溶かしたお湯に足を入れ、30分程度ゆっくりつかると、足元から血流がよくなって、全身がポカポカ温まってきます。

市販の足湯用ブーツを利用すれば、室内でテレビを見ながら、あるいは読書しながら、気軽に長時間の足湯を満喫できます。

約1リットルのお湯に重炭酸入浴剤1錠を溶かし、それを両長靴に均等に注いで足をそっと入れ、ひざ下までお湯を足せば、足元からポカポカしてきます。

足湯だけでもNO《エヌオー》はたくさん分泌するので、体の中から若返り効果が期待できます。

また、**長時間の座り仕事や長距離運転をしている方のエコノミー症候群の予防にも、足湯による重炭酸温浴がおすすめです。**

病気やけがなどで全身浴ができない方や、寝たきりの方も、ベッドサイドでムリなく足湯ができます。

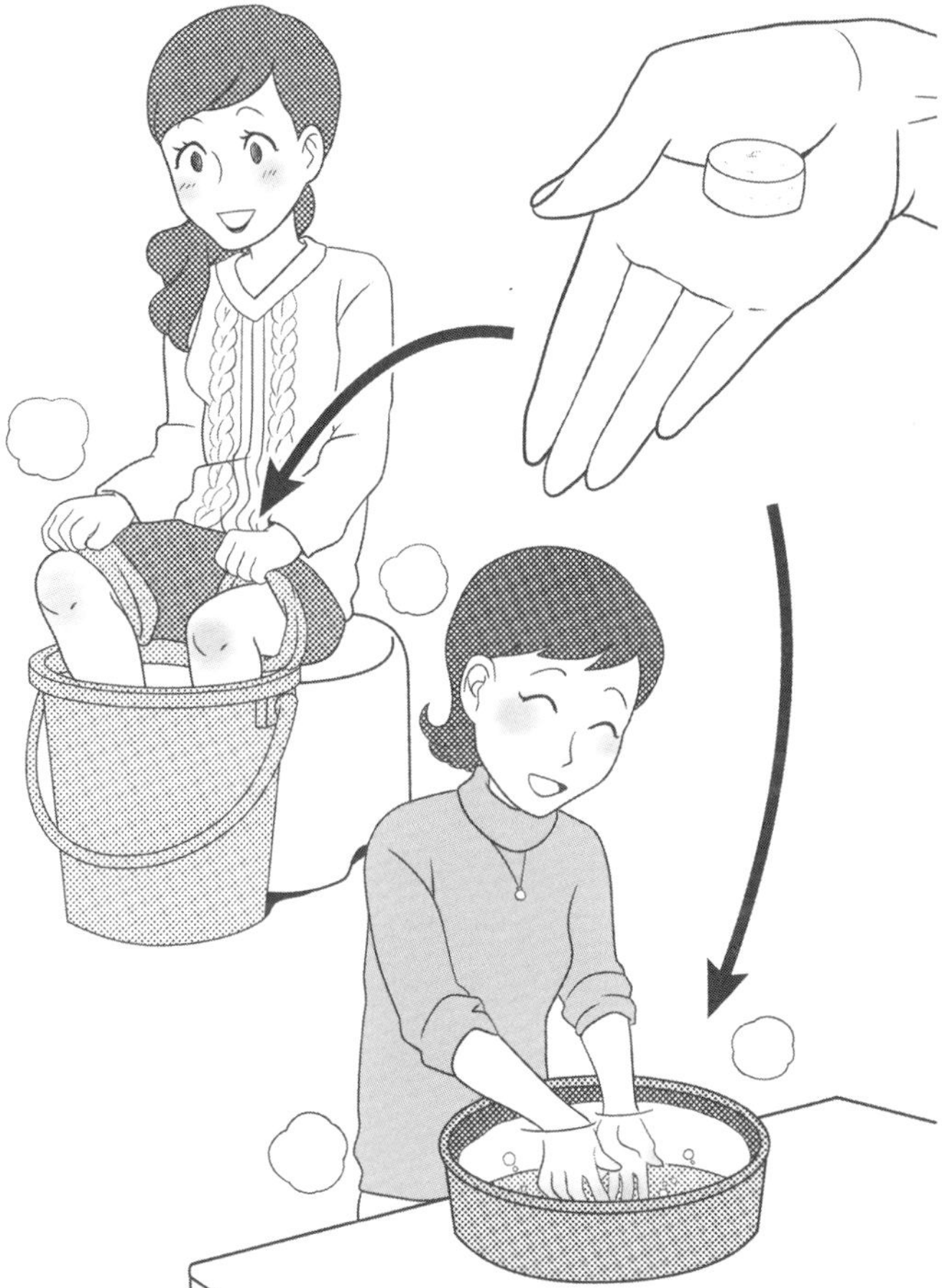

運動不足や血行不良による床ずれの緩和にも役立つので、入院されている方へのお見舞いに足湯用ブーツと重炭酸入浴剤を贈っても喜ばれるかもしれません。

ひじ下や手首から先だけをお湯につける「手浴」や「洗顔」をする場合は、洗面器に41度以下のお湯を張ってください。

重炭酸入浴剤を1錠入れ、溶け始めてから2～3分後に洗面器のお湯に手を浸します。泡洗顔を楽しみたい方は、発泡中に顔をお湯につけてください。

泡が出なくなっても、重炭酸イオンが溶け込んでいるので、効果は24時間以上消えません。お湯が冷めても効果があるので、余ったお湯をとっておいて、翌朝の洗顔に利用しましょう。

重炭酸イオンのお湯はゴシゴシこすらなくても、角質やミネラル皮脂汚れが自然に溶解しはがれるので、足湯や手浴をすれば、角質化しがちな足のかかとや、家事で荒れやすい手指もスベスベ滑らかになるのを実感できるはずです。

7　ペットも「重炭酸温浴法」ＯＫ

重炭酸入浴剤は犬や猫などペットの被毛や皮ふの洗浄にも利用できます。
市販の重炭酸入浴剤の中には、ペット専用のものもありますが、人間用の重炭酸入浴剤を使っても問題ありません。

ネコの嗅覚は人間の20万倍以上、犬の嗅覚は人間の１００万倍とも１億倍ともいわれますが、ペット用の洗浄剤の多くには香料が入っています。
人にはいい香りでも、嗅覚が鋭い犬や猫にはストレスになります。**無香料無着色の重炭酸入浴剤で洗ってあげれば、ペットのストレスになる心配もありません。**

ペットの重炭酸浴をする場合は、タライのような大きめの容器に38度以下のぬるめのお湯をたっぷり張って、重炭酸入浴剤を１錠溶かし、そのお湯だけでペットを優しく洗ってあげましょう。

人が重炭酸温浴をした後、残り湯に浸したタオルを固く絞って被毛を湯拭きするだけでも、汚れがとれて、つややかな毛並みになります。

もしペットが重炭酸入浴剤をなめたり飲んだりしてしまっても問題ありません。ただし、小さなお子さまがお菓子と間違えて錠剤を飲み込んでのどを詰まらせないように、保管場所にはご注意ください。

人もペットも、「重炭酸温浴法」を楽しんだ後は角質や汚れが非常に落ちます。残り湯を洗濯に再利用してもかまいませんが、最後のすすぎは水を使ってください。

医療現場でも活用されている「重炭酸温浴法」

新ずぼら健康入浴スタイル「重炭酸温浴法」のやり方はご理解いただけましたか?

どんなに健康にいい方法でも、三日坊主で終わってしまっては意味がありません。「重炭酸温浴法」なら、特別なことを新たに始めるわけではなく、日常生活の一環であるバスタイムに実践できるので、毎日気軽に続けやすいですよね。

入浴剤のコストは、３錠で２５０円程度です。４人家族なら、一人60円程度ととてもお手頃な価格で実践できる健康法です。

足腰の弱ったシニアの方や、病気療養中の方でも、お風呂に入るだけで不調が改善し、ぐっすり眠れて健康増進に役立つので、ぜひお試しください。

「重炭酸温浴法」は、医療の現場でもとり入れられています。

鳥取県の「医療法人医新会よろずクリニック」の理事長・萬憲彰先生は、「この入浴法は健康法を超えた治療法の領域であり、診療の１つのツールとして積極的にとり入れています」とおっしゃっています。

萬先生のクリニックでは、難治性の四肢のしびれや関節痛、リウマチ、下肢静脈瘤、不眠症、骨折後の患部の腫れ、アトピー性皮膚炎などの方の治療のインフラとして「重炭酸温浴法」を取り入れられています。

患者さんから「先生！　よくなりました！」と喜びの感想をいただくことが多いそうです。

大阪の「医療法人仁善会　田中クリニック」の医師・田中善先生も、

「すべての治療のインフラは、免疫力の高さです。その根本にあるのが血流と体温の高さです。**冷え切った身体にどんな治療をしても治りません**」と、患者さんに「重炭酸温浴法」を推奨されています。

「医療法人社団タイオン」の理事を務める医学博士の奴久妻智代子先生も、次のようにおっしゃっています。

「家庭用入浴剤による重炭酸温浴は、誰でもすぐに生活に取り入れられる安全で簡便な健康法です。幅広い分野の方の健康的な生活のインフラサポートに、またリハビリサポートにも、体温を上げる健康法の意義は極めて大きいと考えています」

第5章

「ピンピンキラリ」な一生を謳歌しよう

「重炭酸温浴法」を考案したきっかけ

私が新ずぼら健康入浴スタイル「重炭酸温浴法」を考案したのは、さかのぼること約25年前にドイツで経験したできごとがきっかけになっています。

1995年、コニカミノルタの開発センター長で化学技術者だった当時51歳の私は、ドイツのハンブルグにある関連会社の錠剤工場建設責任者として現地を度々訪れていました。

私はコニカミノルタに入社以来、写真関係の最新技術を次々開発し、680件の特許を取得してきました。

そのひとつが、写真現像による環境汚染を防ぐ錠剤の製造技術の発明で、錠剤を生産する工場として選んだのが、最適な環境を持つドイツのハンブルグだったのです。

ドイツに行くたびに、フランクフルト近隣の自然炭酸泉のある温泉地に寄るのが常でした。

その際、工場のあるハンブルグに飛行機で向かう前に、旅の疲れをとろうと温泉に立ち寄ることがたびたびありました。

ドイツにはバーデン・バーデンやバド・クロツィンゲン、バド・ナウハイムなど、世界的に有名な自然療養泉の街が多く、自然炭酸泉の街が52か所もありました。

小さな温泉地でも3～4人の医師が常駐しており、温泉研究所や大学などには30～40人もの医療関係者がいるのが当たり前でした。

健康保険で4週間も長期滞在ができ、がんや心臓病などいろいろな難病の治療が温泉プールで行われていました。

私は短期ビジターでしたが、医師から午前中3時間もの長時間入浴をすすめられ、自然炭酸泉のプールで過ごし、昼食後は日光浴や散歩を楽しみました。

それだけで時差ボケも吹っ飛び、日頃の疲れがいっぺんに消えました。

夜はぐっすり眠れ、朝はすっきり目覚めて仕事に行くことができました。
ドイツに行くたびにこうした体験をして、毎回驚かされました。

ドイツの温泉はどこも湯温が36～38度と低く、日本の温泉に比べるとぬるい感じがしましたが、現地の人に、**「ぬるいからこそ、のぼせずに何時間でもお湯に入っていることができ、血流が上がって身体が芯からあったまるんですよ」**と教えられました。

「温泉療養は最低連続2週間、望ましくは4週間滞在しなさい。1泊で帰ってはもったいない」――ドイツの温泉に行くたびに、ドクターからそう言われました。

でも、日本の健康保険は温泉療養に適用されないので、会社員の身で2週間以上も温泉でのんびり療養するなんて、なかなかできることではありません。

「日本に帰ってもドイツの自然炭酸泉の効果を体験できないものかなあ……。
自然炭酸泉の効果を再現できる入浴剤をいつか開発してみたいなあ……」

実は、私は若い頃に上司のいじめや仕事のストレスから自律神経失調症と診断され、入院した辛い経験がありました。今ならうつと診断されていたかもしれません。

「もしあのしんどい時期に、ドイツで体験したような身も心もあったまる入浴剤が家庭にあったら救われただろうなあ……。

今の日本には、かつての私のようにストレスでダメージを受けている働き盛りの若い方々が大勢いる。

もしドイツの温泉と同じ効果のある入浴剤が開発できれば、そうした人たちのストレスをもっと和らげられるのではないだろうか？　これは、私が開発するしかない！」

――そんな思いに駆られ、私はドイツの自然炭酸泉の湯を汲んで持ち帰り、pH《ペーハー》を測ってみました。

すると、**どの温泉もpH《ペーハー》は6・6〜6・9と、ほぼ「中性」**だったのです。

そこで、私はある重要な事実に気付きました。

「炭酸ガスは酸性でしか存在しない。でも、ドイツの自然炭酸泉のpH《ペーハー》が中性ということは、酸性の炭酸ガスは10％程度しか存在しないことになる。

残りの90％は、重炭酸イオンとしてお湯の中に溶解して存在しているはず。

ということは、**ドイツの自然炭酸泉は、正確には炭酸泉ではなく、〝重炭酸泉〟なのだ！**」

でも、なぜ炭酸ガスではなく重炭酸イオンが主成分のお湯に入ると、こんなに温まって元気になるのだろう？　当時、市販されている酸性の炭酸入浴剤を試してみましたが、それではまったく温まる効果は得られませんでした。

――その謎を解明したい一心で、私は医学書を紐解き、炭酸ガスがどうやって血管に入り、肺に戻って呼気として排出されるのかを研究しました。

その結果、たどり着いたのが、「炭酸ガスは酸性だから、中性の血管には溶解せず、細胞で副生物として発生する炭酸ガスは炭酸脱水酵素によって中和され、重炭酸イオンとしてへモグロビンに吸着し血管に溶解しているという事実でした。

炭酸ガスは酸性なので血管に入らないけれど、中性の重炭酸イオンのお湯なら、汗

腺などから毛細血管にそのまま吸収されて、血流も体温も上がるのです。

こうした考えが「重炭酸温浴法」を生み出すベースになりました。

とはいえ、写真フィルムメーカーに勤務しながら仕事とは関係ない温泉研究をするわけにもいかず、帰国後は写真関係の研究や開発に忙殺されて忘れていました。

そんな中、会社での長年の研究の功績が認められ、１９９９年に55歳にして紫綬褒章を受章。妻とともに、皇居の豊明殿で当時の天皇陛下からお言葉を頂戴することになりました。

天皇陛下のお言葉に心震えるような深い感銘を受けた私は、その場で決心しました。

「定年後は日本のために、今まで培った技術や研究を使って社会へ恩返しをしよう。この方と同じように日本のために尽くそう」と心に決めたのです。

ドイツで出会った炭酸泉を研究し、多くの人の健康に役立て、医療費の削減に寄与したい――そんな思いを胸に抱きながら、私は定年まで、重炭酸入浴剤の開発ではなく、ドイツと同じような温泉を日本で探すことに熱中していました。
会社が連休になると、妻と2人で日本の数少ない炭酸泉の温泉地を訪ねる〝温泉分析旅行〟に出かけ、ドイツの湯に近い温泉地を探し歩きました。

「これは断トツの名湯だ！」

そう確信したのが、第5章でご紹介した大分県竹田市の「長湯温泉」でした。
私の娘の婿さんがアトピー気味だったので、長湯温泉に時々滞在しており、アトピーにも効く健康効果の高い温泉だと教えてくれたのです。

長湯温泉は全国でも珍しく、ドイツとまったく同じpH《ペーハー》で成分も近い泉質の重炭酸泉でした。

それからは、たびたび長湯温泉を訪れては周辺のお湯を分析し、「重炭酸温浴法」を考案する礎を築いていったのです。

その後、私は多くの医師や専門家とお話しし、血行促進ホルモン「NO《エヌオー》（一酸化窒素）」

の重要な役割（詳細は第3章参照）に気付きました。

「炭酸ガスが中和され、中性の重炭酸イオンとなって血液中に入ると、血管内皮に一酸化窒素（NO《エヌオー》）が分泌され、血管を拡張して血流も体温も上がる。

体温が上がれば、睡眠の質が深くよくなり、酵素の働きで臓器が修復され、免疫力も向上して、あらゆる健康のインフラが回りだすに違いない」

という「重炭酸温浴法」の土台になる理論を固めていったのです。

試行錯誤の末にたどり着いた最強の重炭酸入浴剤

ドイツや長湯温泉の自然炭酸泉の秘密が、NO《エヌオー》を分泌させる重炭酸イオンであることに確信を持った私は、それを家庭で誰でも簡単に使える入浴剤にする方法を模索していました。

そこで着目したのが、細胞の中心のエネルギーエンジンであるミトコンドリアのクエン酸サイクルと親和性の高い「クエン酸」です。

クエン酸回路はエネルギー生産の要で、クエン酸は「疲労回復物質」としても知られています（P79参照）。

クエン酸以外にも、同じ有機酸にコハク酸やリンゴ酸、フマル酸などがありますが、これらは石油化学合成素材です。化学物質は経皮吸収で交感神経を緊張させ、ストレスとなって血流を下げて身体を冷やしてしまうため、使えませんでした。

しかし、**クエン酸は発酵法で合成された有機酸なので、身体にストレスを与えません。経皮吸収しても、自然素材に近いので血流を下げる心配もありません。**

「副交感神経を優位にしてリラクゼーションに導く疲労回復物質のクエン酸と、重曹を組み合わせて発泡させれば、理想的な入浴剤になるはず！

よし！　重炭酸イオンを発生させる炭酸ガス発生剤として、重曹とクエン酸を組み合わせた家庭用の重炭酸入浴剤をつくろう！」

ところが、ここで大きな難関にぶつかりました。

重曹とクエン酸をただ固めてもクエン酸の量が少ない中性領域では、炭酸ガスがあ

まり激しく発泡しなかったのです。

発泡しなければ、重曹が溶けた、ただの重曹水にすぎません。重曹とクエン酸を混ぜて溶かしただけの重曹泉では身体は温まらないのです。

さらに、もうひとつ大きな問題にぶち当たりました。

重曹とクエン酸を固めた錠剤をアルミ袋で包装し、50度ほどで保管すると、水分が無くても自然発泡してしまい、アルミ袋が爆発寸前のようにパンパンに膨らんでしまったのです。

私はその時初めて、今まで重曹とクエン酸を一緒に固めた炭酸ガス入浴剤が市場になかった理由に気が付きました。

おそらく、**多くの研究者が私と同じようにクエン酸を固めて使おうと何度も実験して、自然発泡する問題を解決できずに挫折していた**のでしょう。

「ああ、もう実現するのは理論的に不可能だ。入浴剤を何十年も研究し続けてきた大企業の研究者たちですら成功できなかったことが、私にできるとは思えない……」

写真関係では世界初の技術を7つも開発してきた化学技術者としての自負がありましたが、この時ばかりはあきらめざるをえませんでした。

私は入浴剤のことはすっかり忘れたように、写真のアルバムのソフトの開発に頭を切り替えていました。

ところが、2006年1月、コニカミノルタが写真事業から一切撤退することになり、私は顧問を辞めました。

「写真は私が守る」と宣言し、写真技術で社会に恩返しを社是に起業し、同年の10月にはデジタル写真事業をスタートさせたのです。

しかし、翌年にはiPhoneが登場し、写真をクラウド上で保存するようになったことから、写真のアルバムソフト事情は一変しました。

デジタル写真事業だけでは行き詰まりを感じた私は、「この先どうしようか……」と悩みました。

そんなある日、自宅から車で5分ほど離れた町田市の山の上にある天地の神様の教会をふと思い出し、お参りすることにしました。

亡父から、あそこは商売繁盛出世の神様で、真剣にお参りすればとんでもないおかげがいただけるとよく聞かされていたのです。

「人を立てれば、蔵が建つ――」

そんな父の言葉を思い出しながら、その神様の神前で「社会のお役に立たせてください」と一心に願いました。

吉兆はすぐに現実のものとなりました。

その日はお台場で写真関係の展示会が行われており、私の会社も出展していました。

そこへ、和歌山の会社の元常務が、私を訪ねてきたのです。

「友人のA氏が、重曹とクエン酸を粉のまま健康入浴剤として販売しているんだが、小星さんなら写真の錠剤技術を活かして固形に固めることができるんとちがうか思って。

固めてやってほしいのだが」

和歌山の方言で話すM氏の話を聞きながら、私は今朝の教会でのできごとを思い出しました。

「これはあの神様のお導きかもしれない。一度はあきらめたけれど、重曹とクエン酸を固形の錠剤にして自宅で重炭酸温浴ができるようになれば、多くの人々の健康に役立てられる。きっと今度こそ作れるはずだ！」

早速、コニカミノルタの子会社の工場に取締役として出向していたかつての部下Y君に処方を指示して実験を頼み、この錠剤の開発を依頼しました。

Y君も重曹とクエン酸を固形にするのは初めてでしたが、私はデジタルの事業の軌道修正に忙殺されていたので、生産の検討をお願いすることにしたのです。

しかし、Y君に何度トライしてもらっても、袋詰めにすると湿気もないのに自家発泡して袋がパンパンに膨れてしまいました。

失敗続きの日々でしたが、今度は決してあきらめませんでした。

Y君に何度も何度も実験のやり直しをお願いして保存性のテストを繰り返す中で、ある日ついに突破口を見つけたのです。

きっかけになったのは、20年前に私のいたコニカのチームが開発した写真用の錠剤造粒技術を応用したアイデアでした。


その技術を応用して、**微細な重曹とクエン酸をそれぞれ別々にポリマーの薄い膜で覆い、マイクロカプセル状に保護して高圧で固めると、自家発泡しなかったのです。**

ついに、ドイツや長湯温泉の地下で起こる大自然の力と同じ激しい発泡反応を、小さな錠剤で再現し、**世界初の重曹とクエン酸の錠剤型入浴剤が完成したのです！**


私は早速特許を出願し、その特許とともに錠剤の処方をA氏にさし上げました。

おやじの口癖だった「人を立てれば、蔵が建つ」の心境でした。

その時は、自分の研究が社会のお役に立てばいい、と思ったのです。

「重炭酸温浴法」によってひとりでも多くの方が幸せになることを祈って

A氏は大変喜んで、重炭酸入浴剤の販売事業に早速着手しました。

ついに念願の重炭酸入浴剤が市場に出ることになったわけですが、私はA氏の応援をしながらも、自社のデジタル写真事業の再生に奔走していました。

A氏は日本の美容市場を開拓しながら、米国のドラッグストア市場への展開も狙っていました。

しかし、海外展開を焦り過ぎたようで、私が紹介したコニカの関係会社の生産工場に膨大な未払いと在庫の山を築いてしまったのです。

「これ以上はA氏のために生産できない」と工場から私に生産中止が通告されました。

私はA氏に、未払いと在庫の費用を肩代わりすると提案しました。

進退窮まったA氏は、この事業と差し上げていた特許を私に返還し、私が事業を引き継ぐことで決着したのです。

ところが、詳細な製造処方を知っていたA氏は別の業者と組んで、韓国で色も形も酷似した類似品を製造販売するようになり、私の元を去っていきました。

A氏との一件は、非常に残念でしたが、「お前が日本の健康を救え」と神様が健康事業を私の元に引き戻してくれたように思えました。

品質に差があるとはいえ、類似品も重炭酸入浴剤市場拡大の一助になると今は広い視野で捉えています。

健康事業を引き継いだ当初から、私は単なる入浴剤販売業者にはなるまいと決めていました。

商品を売ることより、**重炭酸入浴剤を通じて社会全体の健康増進、医療費削減に役立てることが真の目的だったからです。**

そのため、２００９年頃から世界的な免疫学の権威である安保徹教授を訪ねて新潟大学のキャンパスに通い、体温と免疫力の関係についてご教示いただき、研究や講演も共同で進め、共著論文をも出稿してきました。

そうした中で、**すべての健康の要は、血流・体温・免疫であること**を学びました。

コニカミノルタ在籍時代から、世界初の技術にこだわり、たくさん悩み、たくさん失敗し、多くの方に迷惑をかけてきましたが、最終的に目指すものは「人の幸せ」です。

今、がんや難病で多くの方々が苦しんでいます。

そうした人々の健康に寄与できるなら、難病を防げるのなら、どんな苦労も厭いません。

私も今年76歳の後期高齢者です。

後輩の団塊世代が後期高齢者になる数年後には、医療費はさらに高騰し、医療も介護も確実に破綻するといわれています。

これからは自分の健康は自分で守る「セルフメディケーション」の時代になります。

医療機関や薬に頼るのではなく、自分自身の免疫力を高め、自分の身体を守る努力をしなければなりません。そのためには、体温が最も重要です。体温を高め、免疫力を強くすれば、新型ウイルスなどにも対抗できます。「ピンピンキラリ！」な人生をまっとうできます。

今、私が心から願うのは、病気になりにくい身体づくりです。

コニカミノルタ時代に仲間と培った技術によって、少しでも多くの病やストレスで苦しみ悩む人の役に立ちたい。膨大な医療費を削減して、国家に恩返しをしたい。

——そうした思いです。

その一助となるのが、「重炭酸温浴法」だと確信しています。

「重炭酸温浴法」を実践していただくことで、ひとりでも多くの方が冷えをなくし、原因不明の不定愁訴や心身のストレスから解放され、本来の健康を取り戻し、幸せになっていただきたいと願ってやみません。

小星　重治

監修の言葉　～読者のみなさんの健康を願って～

飯沼　一茂

免疫力アップの秘訣は、体温を1度上げること

体温が1度上がるということは、血流が充分高まった証拠です。動脈を流れる充分な血流により酸素、栄養素、そして免疫細胞が身体の全細胞（約37兆個の細胞）にスムーズに届けられます。それと同時に、酵素やホルモンもスムーズに届けられます。体温を1度上げれば静脈でも同じように血流が高まり、こちらでは炭酸ガスや乳酸などの老廃物が完全に回収され排泄されます。

このように血流が上がれば、代謝、免疫、そして、抗酸化という3つの機能が完全にフル稼働します。この血流の高さと体温の高さが健康のインフラです。インフラなくしてどんな健康法を実施しても効果は出せません。

例えば、免疫を上げるためには、（1）過食をしない、（2）ストレスをためない、（3）腸内環境を整える、（4）笑う、（5）軽い運動をする、（6）質の良い睡眠をとるなどが

よいと言われています。しかしながら、体温が低く血流が悪いままでは、何をしても、何を食べても効果を出すことは難しい状態のままで、免疫力を上げることはできません。したがって、体温が低く血流が悪いままでは、免疫力が上がらず健康の基本である自然治癒力をつけることもできないのです。

体温を1度上げて血流量を上げることは、免疫力を上げて自然治癒力（神経系―内分泌系―免疫系）を上げるために非常に大切なこと、これを覚えておいていただきたいと思います。

身体を温めて健康維持に役立ってくれる「腸内細菌」

最近の研究で、「腸内細菌」が低い気温の条件下において動物の体温を調節する上で重要な役割を果たしていることが分かりました。腸内細菌をなくしたマウスは、体温調節の機能に障害を起こしていることが発見されたのです。また、腸内細菌が抗生物質によって破壊されたマウスの場合、腸内細菌を補充することで、熱産生能力が部分的に回復するそうです。

現代人の場合も同様で、抗生物質や抗がん剤を使用する機会が増え、腸内細菌はかなり崩壊しています。

人の腸内細菌の由来は土壌菌です。そこで土壌菌由来の乳酸菌、納豆菌や酵母菌を摂取することが非常に重要であることが明らかになってきました。このような背景から、漬物、味噌、チーズ、キムチ、ヨーグルトなどの発酵食品が注目されています。

腸内細菌が非常に重要なことは便移植の効能を見れば容易に理解できます。良い腸内細菌を持つ健康な人の便を移植することにより、いろいろな疾患で改善がみられています。さらに、うつや認知症にも腸内細菌が密接に関係していることも明らかになってきています。

ご自身の免疫力のレベルを知りたいと思ったら

免疫力は測定できるのですか？　と質問されることがありますが、実は免疫力は一般のクリニックで血液分析をすれば簡単に測れます。免疫に関係するリンパ球の数や機能を測定し、免疫力を調べるのです。

免疫力に関与するリンパ球の数や機能の7あるいは8項目の免疫パラメーターを選びます。各項目の測定値をデータベースに基づき、高い（3点）、中位（2点）、低い（1点）の3段階の点数をつけ、その合計で免疫力スコアとして評価します。免疫力スコアをさらに5段階に分け、免疫グレードとして分かりやすくし表現します。費用は約2万円から4万5千円程度です。

医療費削減のために、「重炭酸温浴法」の実践を！

体温を1度上げることができれば、免疫力が上がり、さらに、自然治癒力も大きく改善されることが明確になってきました。2020年、現状で約42兆円の国民医療費が使われていますが、20年後の2040年には約75兆円を超える医療費の推計が出ています。

医療費削減のためには、「重炭酸温浴法」で体温を1度上げることが最も容易な実践法であり、国民一人一人が取り組むべき最重要課題であると思います。

参考文献

『安保徹の免疫学講義』安保 徹（三和書籍 2010年）
『安保徹の原著論文を読む』安保 徹、渡邊まゆみ／富山智香子（翻訳）（三和書籍 2013年）
『自律神経と免疫の法則』安保 徹（三和書籍 2004年）
『免疫革命』安保 徹（講談社インターナショナル 2003年）
『長生き免疫学』安保 徹（三和書籍 2006年）
『体温免疫力』安保 徹（ナツメ社 2004年）
『新しい自然免疫学』坂野上 淳（技術評論社 2010年）
『免疫生物学（原書第7版）』 笹月健彦（監訳）（南江堂 2010年）
『新がん革命 初めてがんの原因が分かった！』安保 徹、船瀬俊介、奇 埈成（ヒカルランド 2011年）
『炭酸泉は未来を描く』浦川豊彦（くまざさ出版 2011年）
『ミトコンドリアのちから』瀬名秀明、太田成男（新潮文庫 2007年）
『がんが自然に治る生き方』ケリー・ターナー／長田美穂（翻訳）（プレジデント社 2015年）
『総説 医療をかえる新しい免疫』飯沼一茂（日本アンチエイジング歯科学会誌 56-62,Vol.8, 2015年）

『人がガンになるたった2つの条件』安保 徹（講談社＋α文庫　2012年）
『新しい免疫入門　自然免疫から自然炎症まで』審良静男、黒崎知博（講談社　2014年）
『スタンフォード式　最高の睡眠』西野精治（サンマーク出版　2017年）
『生涯頼れる免疫力をつけるには』飯沼一茂（婦人公論Vol.11 P6-11／中央公論新社　2018年）
『それでは実際、なにをやれば免疫力があがるの？　一生健康で病気にならない簡単習慣』
飯沼一茂（ワニブックス　2017年）
『重炭酸温浴はなぜ身体にいいのか』斎藤一郎（アーク出版　2020年）
『「免疫力」で病気に勝つ』飯沼一茂
（ＰＨＰからだスマイル　3月号 第2特集 P22-27／PHP研究所　2020年）
『免疫力が上がるのはどっち？』飯沼一茂
（ＰＨＰからだスマイル　1月増刊号 特別企画P24-29／PHP研究所　2018年）
『ＮＨＫスペシャル 人体 神秘の巨大ネットワーク 第3巻』ＮＨＫスペシャル「人体」取材班（編集）
（東京書籍　2018年）
『エッセンシャル免疫学』笹月健彦（監訳）（メディカルサイエンスインターナショナル 2008年）
『体内の「炎症」を抑えると、病気にならない！』池谷敏郎（三笠書房　2017年）
『「うつ」は炎症で起きる』エドワード・ブルモア／藤井良江（翻訳）（草思社　2018年）

『免疫と「病」の科学　万病のもと「慢性炎症」とは何か』宮坂昌之、定岡 恵（講談社　2018年）
『ハワイでアトピーが治った！ ― アトピーの原因 水道水の塩素について』佐藤綾美
（講談社出版サービスサポート　2006年）

Carbon dioxide-rich water bathing enhances collateral blood flow in ischemic hindlimb via mobilization of endothelial progenitor cells and activation of NO-cGMP system.
Irie H1, Tatsumi T, Takamiya M, Zen K, Takahashi T, Azuma A, Tateishi K, Nomura T, Hayashi H, Nakajima N, Okigaki M, Matsubara H.【Circulation. 2005 Mar 29;111(12):1523-9.】

中性重炭酸イオン入浴剤を用いた全身浴が生体にもたらす効果と本治法（鍼灸）とのつながり
小星 重治、末武 信宏 【Acupuncture 情報誌 創刊号,7-8,2019】

重炭酸イオン入浴剤を用いた全身浴が生体にもたらす効果
小星 重治、奴久妻 智代子 【フレグランスジャーナル 46(8),42-49,2018】

中性重炭酸イオン入浴剤の効果とその製剤技術の開発
小星 重治、佐藤 和恵 【フレグランスジャーナル 43(7),45-53,2018】
Traditional Japanese Style Bathing May Contribute to Good Health and Longevity
小星 重治、安保 徹 他 【Health 8,756-763,2016】
No.29 重炭酸イオン・クエン酸入浴剤の開発と未病社会への対応
小星 重治、丸山 修寛 【日本温泉気候物理医学会雑誌 78(1),69-70,2014】
重炭酸泉入浴剤の開発と生体効果による未病社会への対応
小星 重治、河村 泰弘 【日本未病システム学会雑誌(suppl),114,2013】
カラー写真処理剤の錠剤補充システムの開発と超低補充化の推進
小星 重治 他 【日本写真学会誌 58(6), 541-548,1995】
カラー写真用現像の錠剤補充エコジェットシステムの誕生
小星 重治 他 【化学と工業 48(12),1462-1454,1995】

体温を1℃！上げなさい

二〇二〇年（令和二年）四月二十五日　初版第一刷発行

著　者　小星 重治
監修者　飯沼 一茂
発行者　伊藤 滋
発行所　株式会社自由国民社
東京都豊島区高田三―一〇―一一　〒一七一―〇〇三三
電話〇三―六二三三―〇七八一（代表）
カバーデザイン　ＪＫ
印刷所　信毎書籍印刷株式会社
製本所　株式会社川島製本所